Tirage certifié : Vingt Mille volumes.

EXTRAIT DE L'OUVRAGE COMPLET

Docteur BEAUVILLARD

ET LES

2.000 RECETTES UTILES

39e EDITION - TIRAGE : 500.000 PAR AN

Prix : 1 franc — Franco par Poste : 1f 25

EN V... z LES EDITEURS : FÉRON & Dr BEAUVILLARD
... 7-35 & 32 Rue Crémieux à PARIS - Téléphone 928-49

Po... : Mrs A. VINCENT & Cie 59, Rue de la Montagne - BRUXELLES.

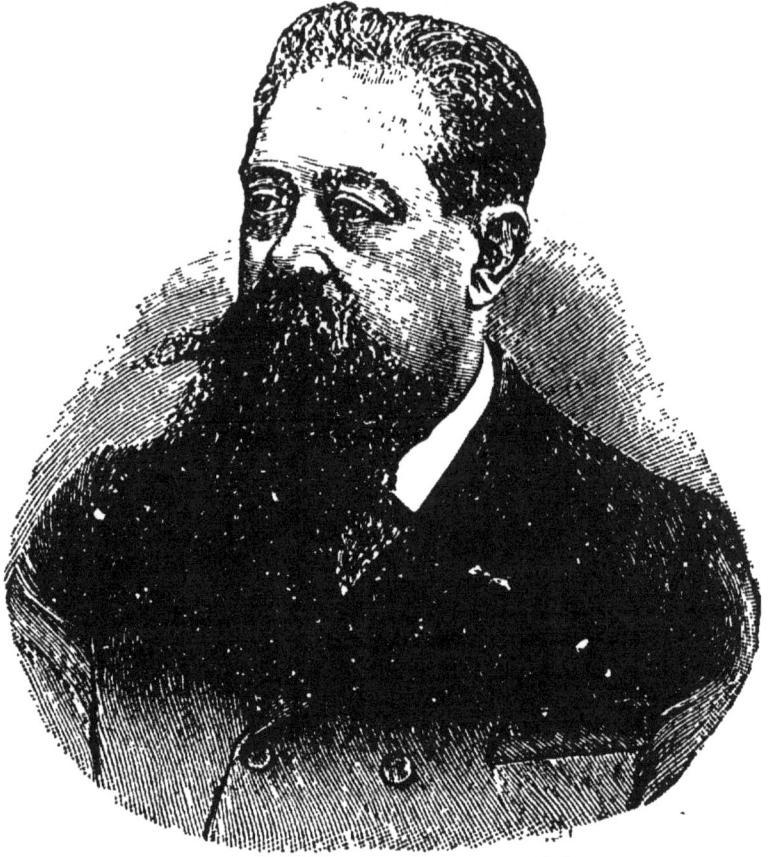

ÉTAMPES. — IMP. « LA SEMEUSE »

Le

Médecin

des

Pauvres

POUR VIVRE LONGTEMPS

La constipation et l'inflammation du sang sont les causes principales de l'usure prématurée de nos organes et, par suite, de la mort en bas âge.

Guérir la constipation, rafraîchir le sang, rien de plus facile; mais ce n'est pas aux drogues qu'il faut avoir recours, c'est à un produit naturel qui est pour le corps humain ce que la goutte d'huile est pour la machine mécanique.

Nos ancêtres appelaient ces graines: *Le Secret de Longue Vie* ou *Les graines de Longue Vie*.

Comme la plante qui les produit est fort rare et exige une culture spéciale, on avait cherché à les remplacer par les graines de lin, les tisanes de pariétaire, d'orge, de mauve, etc.

Mais il faut avouer que seules les **Graines de Longue-Vie** guérissent radicalement, en peu de jours, la constipation la plus opiniâtre et rafraîchissent le sang de manière à le purifier et à le transformer en moins d'un mois.

Comme pour les graines de lin, on en prend une cuillerée à bouche dans un verre d'eau fraîche le soir avant de se coucher et le matin au saut du lit.

Étant très petites, on les avale très facilement avec l'eau après les avoir remuées un moment. Les enfants en sont gourmands à cause de leur goût de noisette rôtie.

PRIX DE LA BOITE POUR 10 JOURS

Dans nos bureaux, **2 fr. 50** ; par la poste, **2 fr. 75** en mandat ou bon à

MM. FÉRON & BEAUVILLARD

Propriétaires de l'Anc^{ne} M^{on} Peyronnet

21, rue de Lyon, et 32, rue Crémieux à PARIS.

AVIS TRÈS IMPORTANT. — Tous nos produits étant d'une efficacité absolument certaine, de nombreuses imitations et contrefaçons existent déjà. Nous prions donc les personnes soucieuses de leur santé, de bien vérifier notre marque avant d'acheter, car les produits de nos imitateurs et contrefacteurs sont toujours nuls comme efficacité et même souvent dangereux.

QUELQUES MOTS
DE PRÉFACE

Celui qui lira ce petit livre d'un bout à l'autre le conservera précieusement, et, s'il met ses conseils en pratique, il reconnaîtra qu'il possède un vrai trésor.

Première Partie. - Les principales plantes et les champignons en couleur naturelle.

Deuxième Partie. — L'art de conserver sa santé par l'hygiène bien comprise; vivre vieux et vivre heureux.

Troisième Partie. — Les cent plantes qui guérissent et celles qui tuent; manière de les reconnaître, de les préparer et de les employer pour les maux.

Quatrième Partie. — Les maladies principales traitées avec les plantes, sans frais, guérison assurée en peu de jours. Plus de drogues.

Cinquième Partie. Maladies et remèdes des animaux: les plantes pour les guérir.

Sixième Partie. Recettes d'utilité journalière.

Septième Partie. Notice sur quelques médicaments précieux que nous recommandons d'une façon spéciale.

Notre devise a été: *Etre utile à nos semblables.*

Docteur BEAUVILLARD.

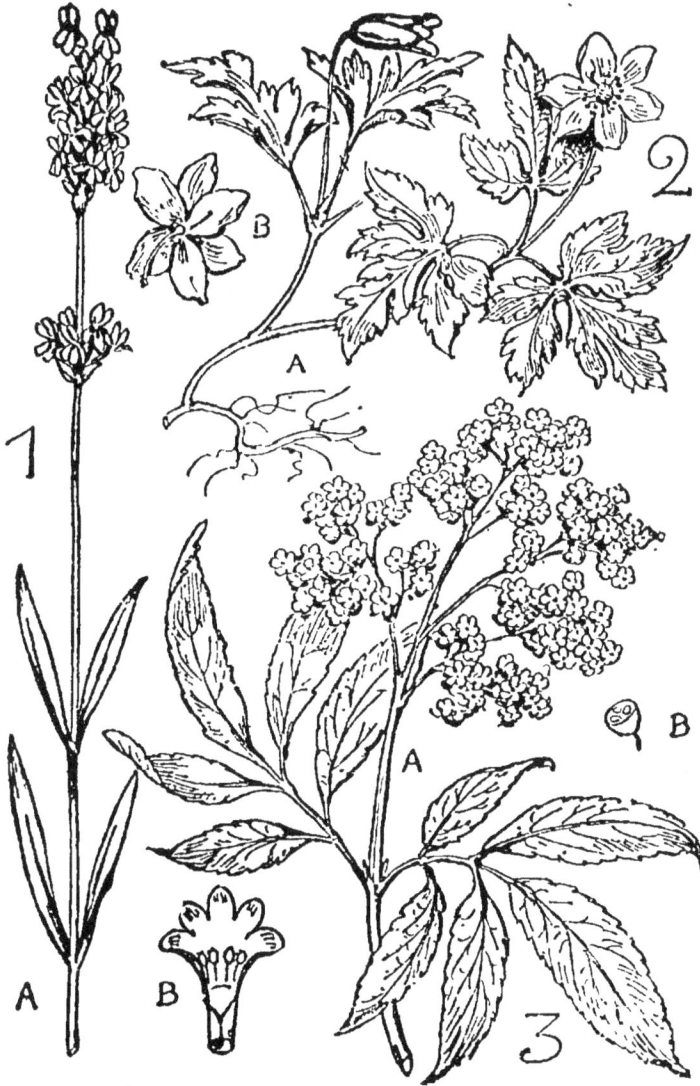

1. LAVANDE
Lavandula Spica (Labiées).
Aspic, Spic, Lavande mâle.

2. ANÉMONE DES PRÉS
Anémone pratensis.

3. SUREAU
Sambucus nigra (capifoliacées).

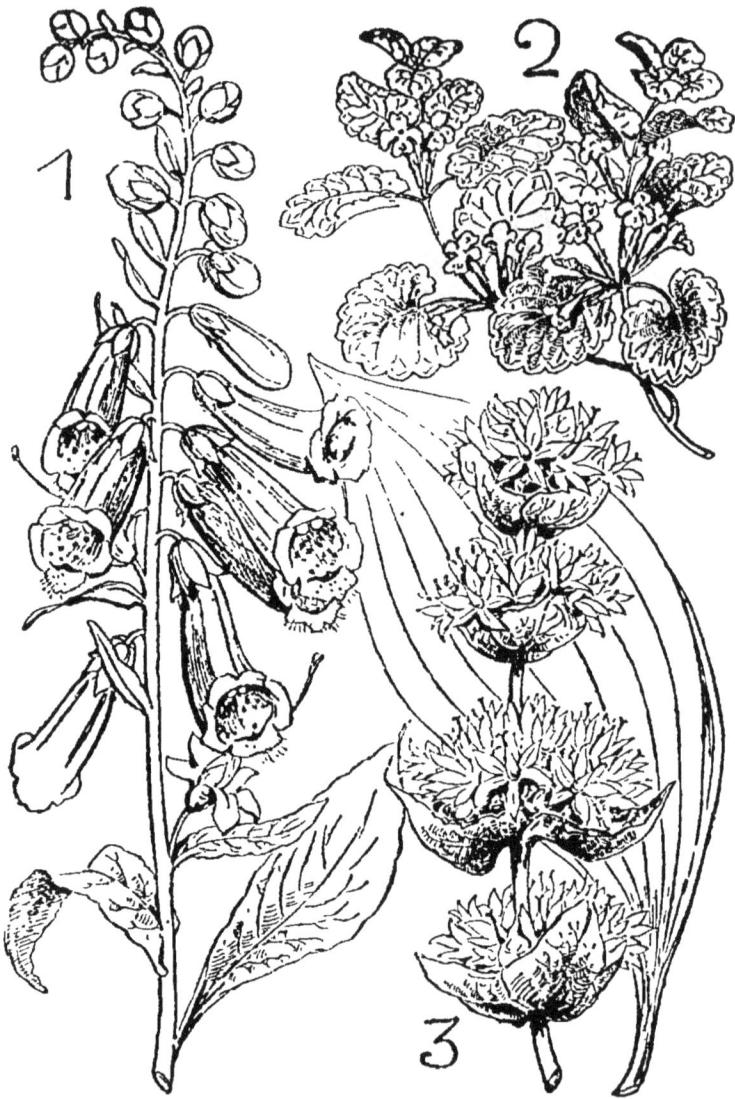

1. DIGITALE
Digitalis purpurea (Personnées)
Gantelée, doigtier, gant de Notre Dame.

2. LIERRE TERRESTRE
Glechoma Hederacea (Labiées).
Rondelette, herbe St Jean, Lierret.

3. GENTIANE
Gentiana lutea (Gentianées).
Gentis, quinquina du pauvre.

GUÉRISON DES MALADIES

POUDRE NASINE

La mauvaise odeur du nez est de plus en plus commune, et constitue une maladie des plus pénibles. Il existe cependant une recette très efficace pour la combattre. Sur cent personnes, il y en a vingt-cinq, soit un quart, dont la bouche ou le nez exhalent une odeur nauséabonde qui vous éloigne d'elles, vous les fait éviter et rend leur présence toujours très désagréable en société, quand elle n'est pas absolument insupportable.

Ces personnes seront heureuses d'apprendre que l'emploi de notre **Poudre Nasine**, préparée d'après une recette fort ancienne, n'offre aucun inconvénient et que la réussite est certaine.

En moins de huit jours la mauvaise odeur disparaît ainsi que la cause qui la produisait.

Elle se renifle exactement comme le tabac à priser, à raison de 4 à 5 prises par jour; il est très rare qu'elle produise l'éternuement même le plus léger.

Prix de la boîte avec instruction et sans aucun signe extérieur, **2 fr. 75** franco par la poste (dans nos bureaux, **2 fr 50**) en un bon ou mandat-poste à **MM. FÉRON et BEAUVILLARD**, propriétaires de l'ancienne maison PEYRONNET, **21, rue de Lyon**, et **32, rue Crémieux**, à **PARIS**, près de la gare de Lyon.

Avis très important. — Tous nos produits étant d'une efficacité absolument certaine, de nombreuses imitations et contrefaçons existent déjà. Nous prions donc les personnes soucieuses de leur santé de bien vérifier notre marque avant d'acheter, car les produits de nos imitateurs et contrefacteurs sont toujours nuls comme efficacité et même souvent dangereux.

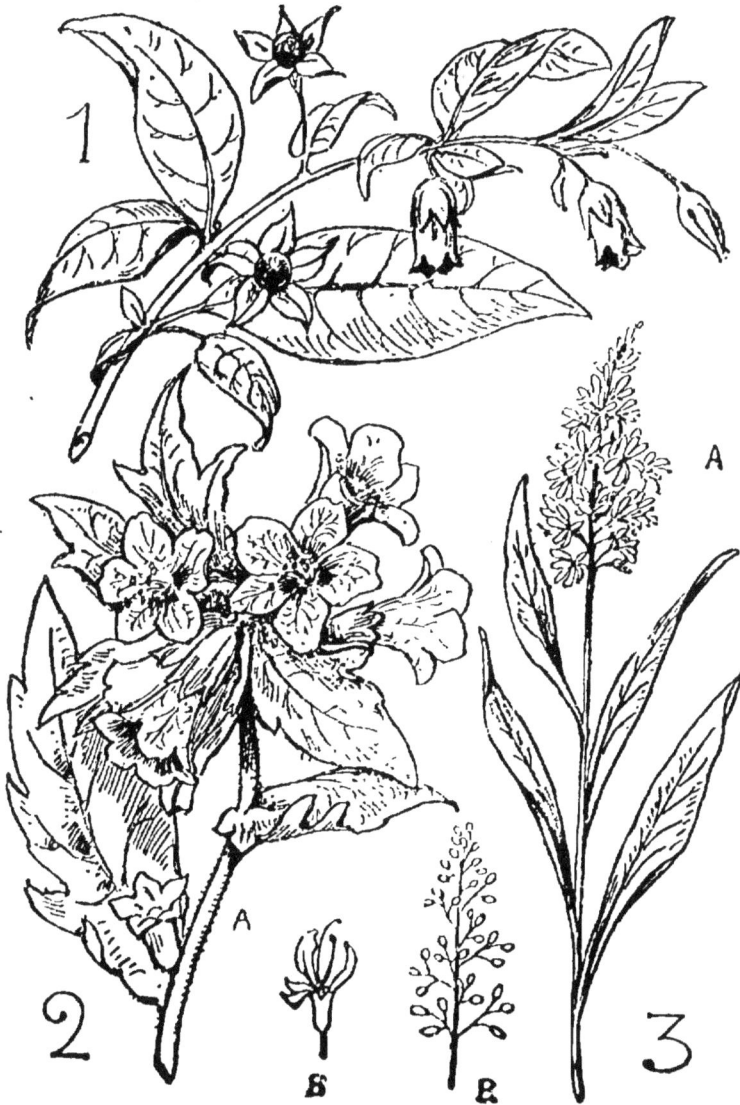

1. BELLADONE
Atropa Belladona (Solanées).

2. JUSQUIAME NOIRE
Hyoscyamus niger (Solanées).

3. GALANGA
Alpinia Galanga (Amomées).

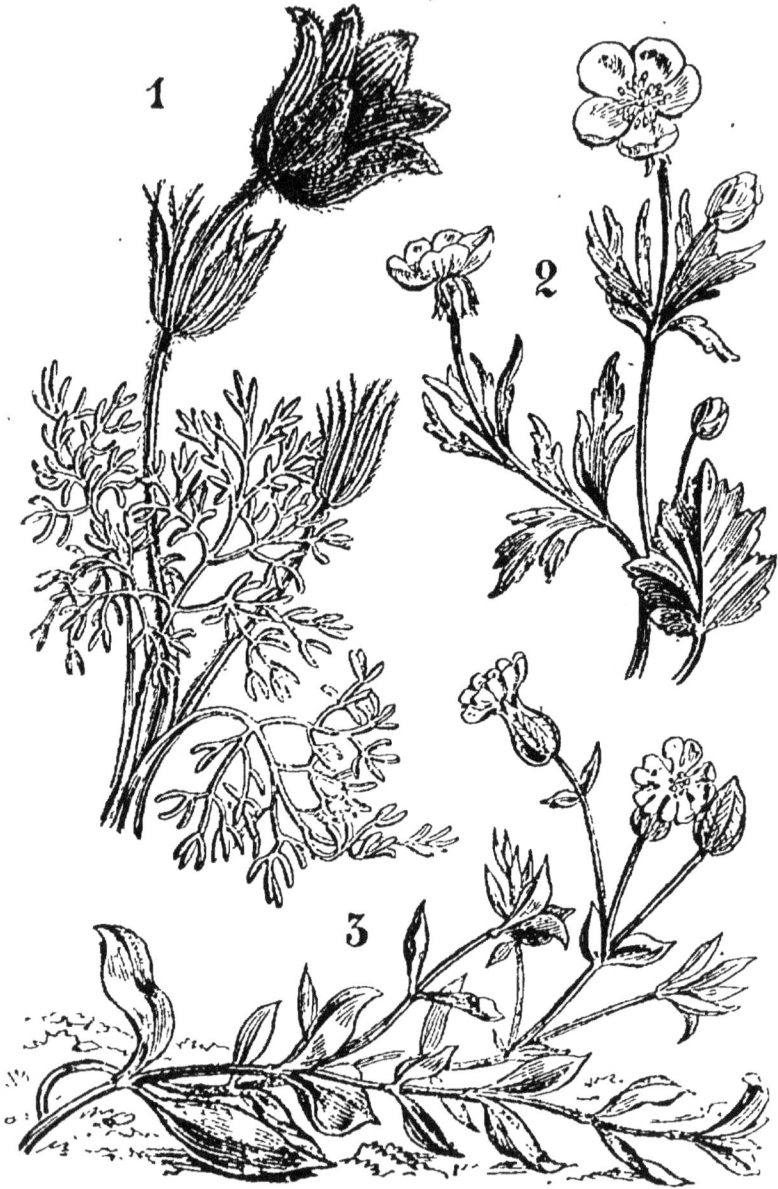

1. PULSATILE
Anemone pulsatilla (Renonculacées).
Coquelourde, Fleur de Pâques, Fleur des Dames.

2. RENONCULE BULBEUSE   3. SILÈNE RENFLÉE
Ranunculus bulbosus (Renonculacées).   *Silena inflata* (Caryophyllées)
Bouton d'or, Jauneau Herbe de feu.

1. PAQUERETTE DES CHAMPS

2. MANDRAGORE
Atropa mandragora
(Solanées).

3. BOUILLON BLANC
Verbascum thapsus (Personnées).
Molène, cierge de Notre-Dame.
Herbe Saint-Fiacre.

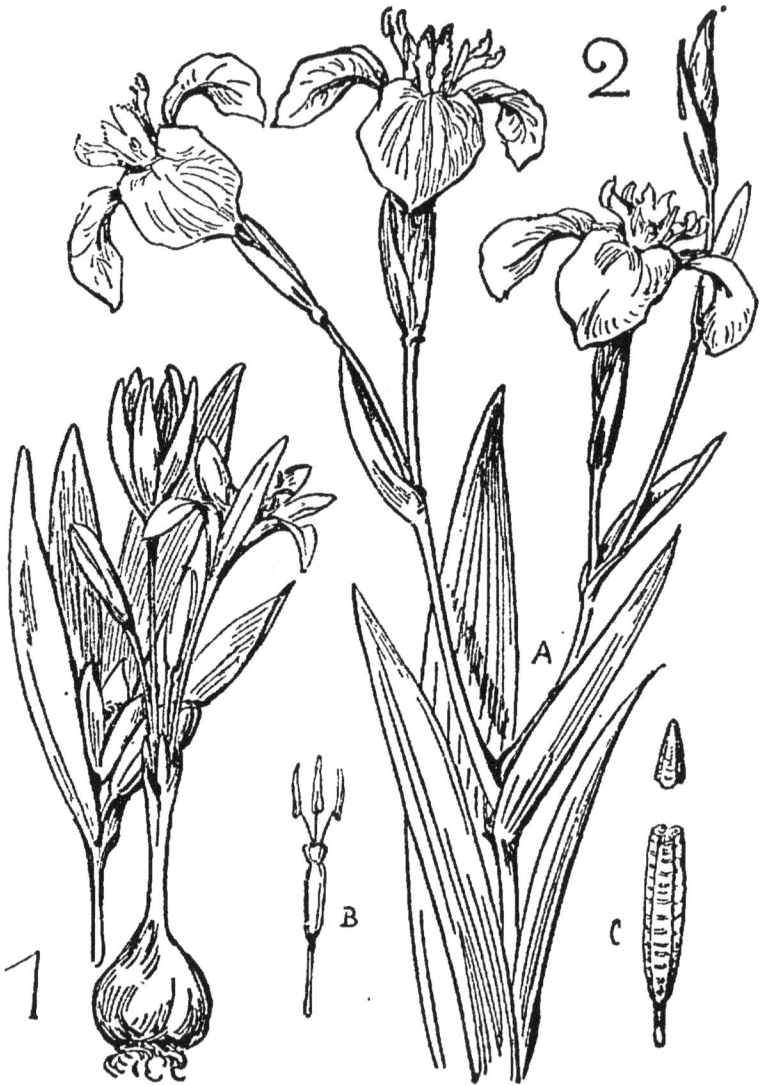

1. COLCHIQUE
Colchicum autumnale (colchicacées).
Narcisse d'automne. Tue-Chien.

2 IRIS
Iris florentina (Iridées).

MÉLANGE TONIQUE

Stomachique puissant, calmant et nutritif.

Bien préférable et supérieur à toutes les préparations connues jusqu'à ce jour.

Le *Mélange Tonique* est le seul qui agisse presque instantanément sur le système en général. Tout en étant un calmant des nerfs, il agit admirablement sur les muscles et les fortifie. Il stimule et active la circulation et la nutrition interstitielle. Le plus puissant régulateur des fonctions utérines.

Toujours bien toléré, ce tonique ne détermine jamais ni gastralgie, ni diarrhée, ni constipation.

Son goût étant délicieux, il est pris sans difficulté par les malades les plus délicats, les femmes et les enfants.

Son emploi est tout indiqué dans la *Chlorose*, la *Leucorrhée (pertes blanches)*, l'*Aménorrhée (suppression des règles, menstruation difficile)*.

Enfin ce Mélange Tonique met à la disposition de tous un agent thérapeutique des plus énergiques contre l'*Anémie* et pour stimuler l'organisme et modifier les constitutions lymphatiques faibles ou débilités.

Écrire à :

MM. FÉRON & BEAUVILLARD

Propriétaires de l'Ancⁿᵉ Mᵒⁿ PEYRONNET,

21, rue de Lyon, et 32, rue Crémieux, à PARIS.

Prix de la boîte pour 2 litres : **2 fr. 50.**
Franco par la poste : **2 fr. 75.**

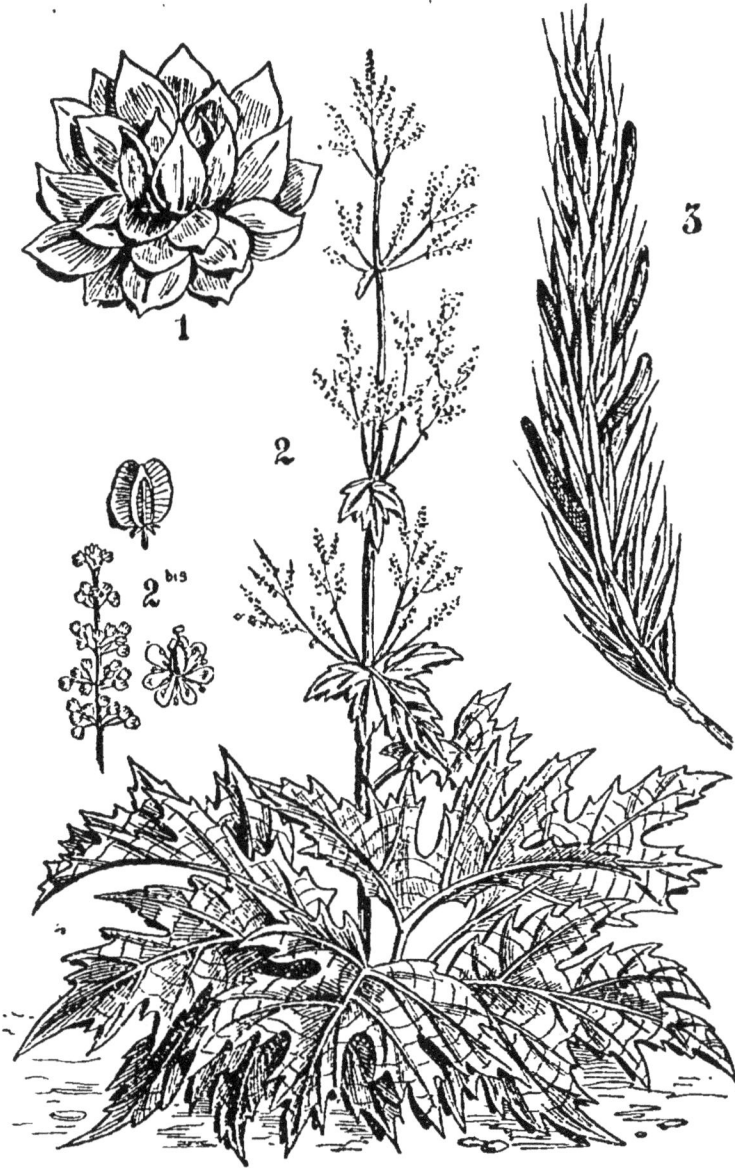

1. JOUBARBE DES TOITS
Sempervivum tectorum (Crassulées).
Grassette, herbe aux charpentiers, orpin.

2. RHUBARBE PALMÉE
Rheum palmatum (Polygonees).
2 *bis*. Fleurs et fruit de Rhubarbe

3. SEIGLE ERGOTÉ
Ergot, Charbon du seigle,
Seigle noir.

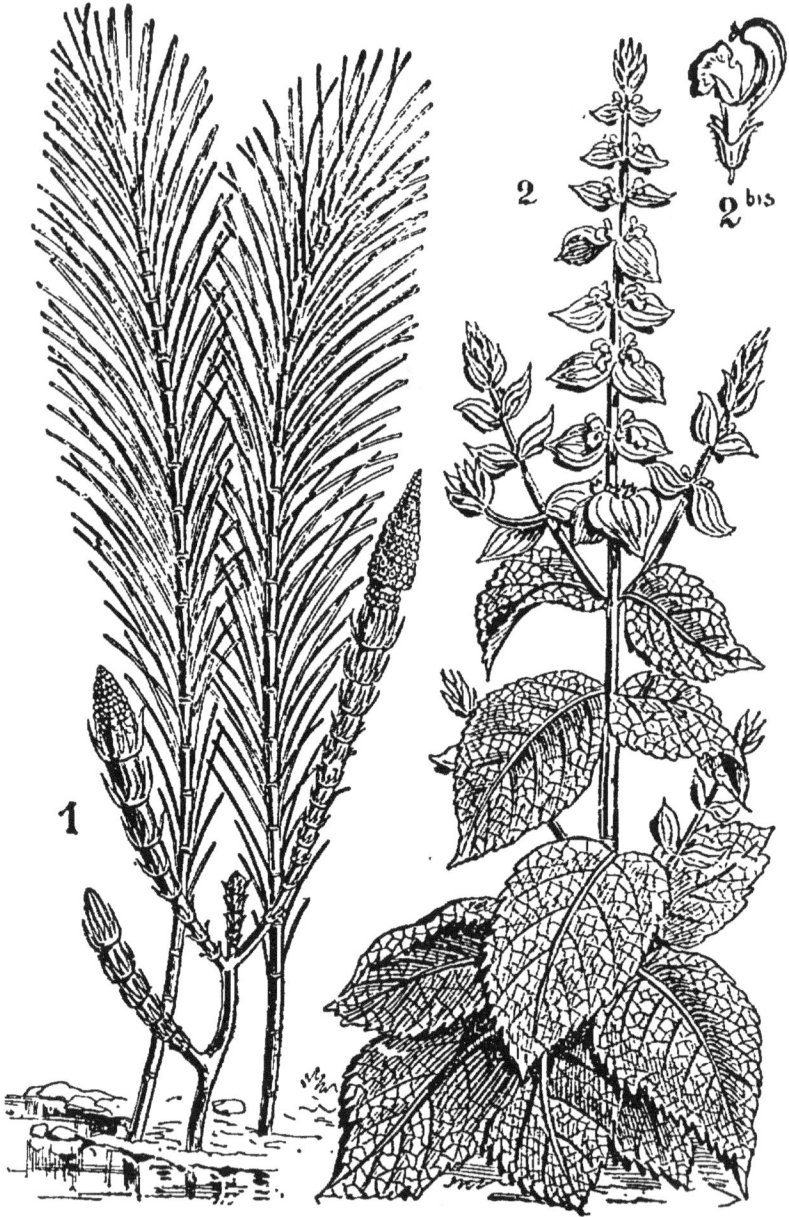

1. PRÉLE des FLEUVES
Equisitum fluviatile (Equisetacées).
Queue de cheval.

2. SAUGE SCLARÉE
Salvia sclarea (Labiées).
2 bis. Fleur de Sauge.

VOS CHEVEUX & VOTRE BARBE

sont un don précieux de la nature

VOTRE BEAUTÉ ET VOTRE SANTÉ
EN DEPENDENT

N'employez plus de Drogues, Servez-vous de

L'EAU NOTRE-DAME

Préparée par FÉRON & BEAUVILLARD

21, rue de Lyon, et 32, rue Crémieux, à PARIS.

Sans rivale pour embellir, conserver et régénérer les cheveux et la barbe; elle en arrête la chute très rapidement, et les fait repousser en peu de temps. Sans les teindre, elle leur rend leur couleur et nuance naturelle primitive. Elle détruit les Pellicules en **3 jours** et régénère même les cheveux dont l'état est désespéré.

C'est en même temps un préservatif souverain contre toutes les maladies de la chevelure et de la peau, telles que: Teigne, Pelade, Eczéma, Herpès, etc. Elle est absolument sans danger, ne donne aucune douleur de la tête: ne tache pas, ne graisse point.

L'EAU NOTRE-DAME donne aux cheveux et à la barbe une grande souplesse, un brillant extra, en facilite la frisure. Elle répand sur toute la personne un parfum suave.

MODE D'EMPLOI

Tous les matins, ou au moins trois fois par semaine, bien frictionner les cheveux et la barbe. Pour plus de détails, voir le prospectus qui accompagne chaque expédition.

Prix du flacon (1/4 de litre), **3 fr.** dans nos bureaux.
Par colis postal franco en gare: **3 fr. 75.**
Les deux flacons franco en gare: **6 fr. 50.** Bien indiquer la gare la plus rapprochée.

Envoyer lettres et mandats-poste ou bons à:

MM. FÉRON & BEAUVILLARD,
Propriétaires de l'Ancienne Maison PEYRONNET,
21, rue de Lyon, et 32, rue Crémieux, à PARIS.

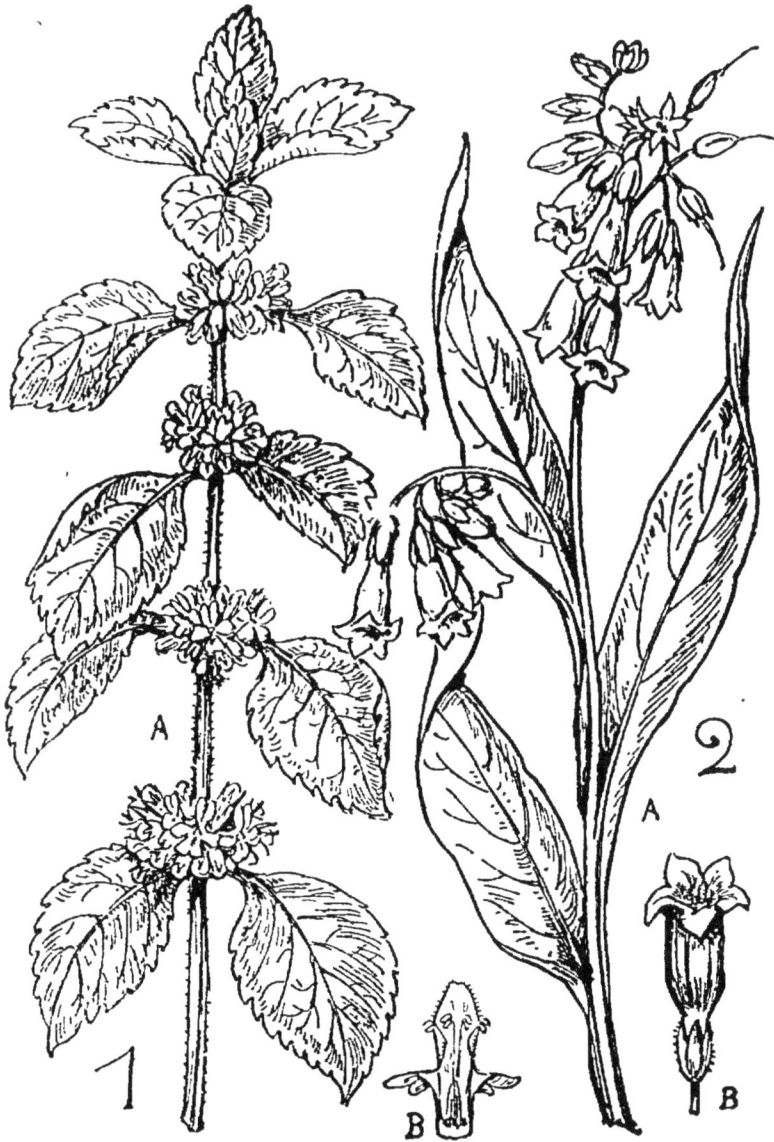

1. MARRUBE
Marrubium vulgare (Labiées).
Mont-Blanc, Herbe vierge.

2. GRANDE CONSOUDE
Symphitum consolida (Borraginées).
Oreilles d'âne, herbe aux coupûres, grandes langues de vache.

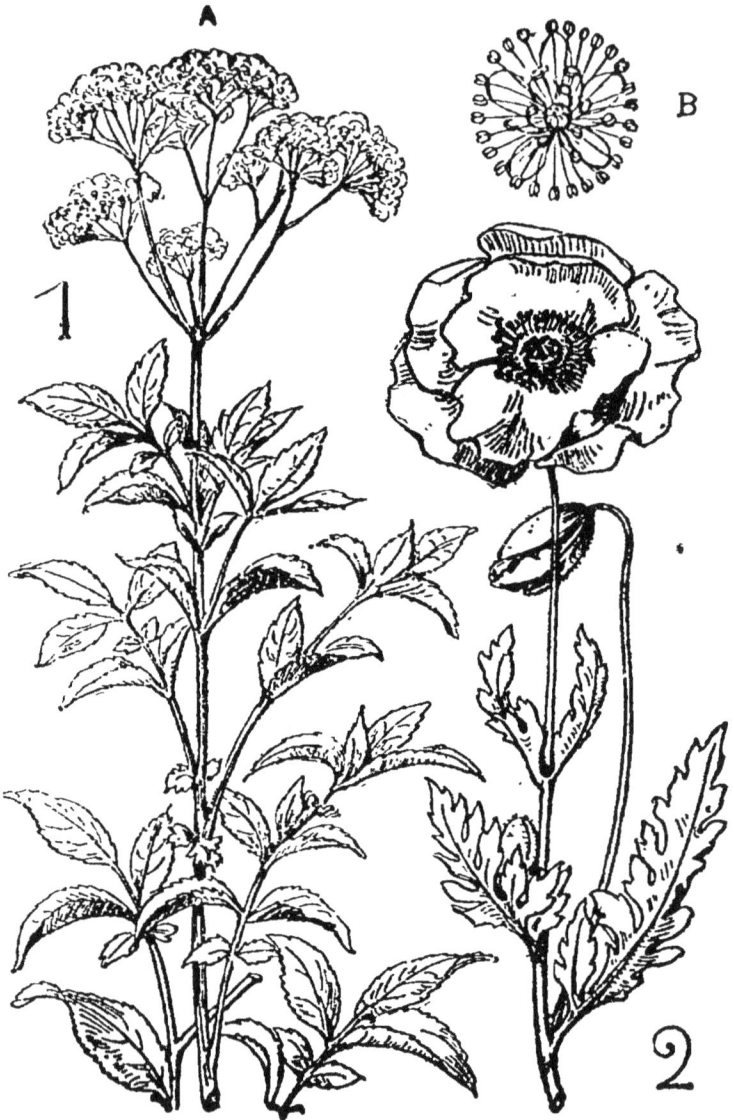

1. REINE DES PRÉS
Spiræa ulmaria (Rosacées).
Herbe aux abeilles,
Barbe de chèvre.

2. COQUELICOT
Papaver Rhœas (Papavéracées).
Ponçot,
Pavot des champs.

HERNIES

La guérison de la Hernie a toujours été considérée comme impossible à obtenir sans opération. Il faut cependant bien se persuader que si une hernie très volumineuse et très ancienne est justiciable d'une opération, par contre les hernies récentes et peu volumineuses peuvent guérir en faisant usage de notre **Pommade Herniaire.**

Ce traitement, facile à suivre, n'oblige pas à changer son genre de vie, ni à cesser son travail.

En peu de jours, cette pommade donne de très bons résultats.

Son usage est absolument externe.

Une application chaque soir en se couchant suffit.

Prix du pot: 5 fr. dans nos bureaux
franco par la poste: 5 fr. 25.

Adresser lettres et mandats à:

MM. FÉRON & BEAUVILLARD

Propriétaires de l'Anc⁻ Mᵉⁿ Peyronnet

21, rue de Lyon, et 32, rue Crémieux, à PARIS.

Téléphone 928-19.

NOTA. Pour activer la guérison, il faut réduire au strict minimum les efforts occasionnés par l'expulsion des selles; c'est pourquoi nous conseillons dans ce cas de faire usage des *Graines de Longue Vie,* à raison d'une cuillerée à soupe matin et soir.

Prix de la boîte dans nos bureaux: 2.50; franco par la poste: 2.75.

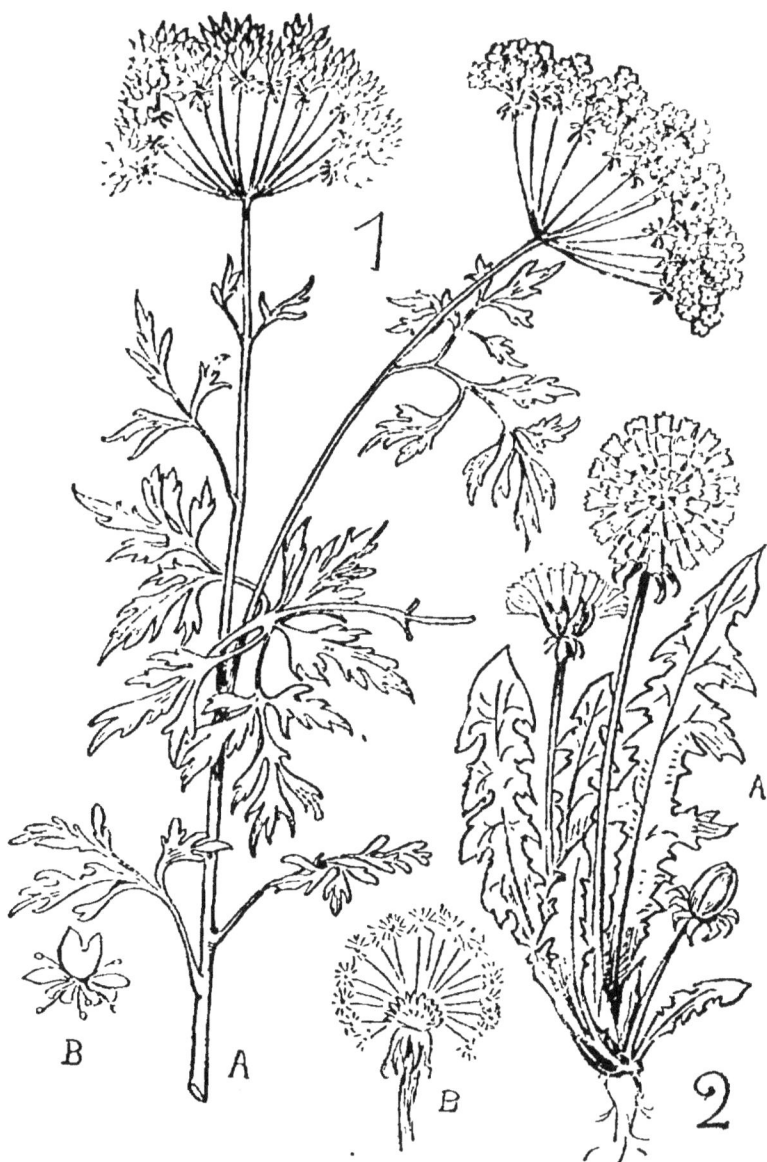

1. ANIS VERT
Pimpinella anisum (Ombellifères).
Boucage pimpinelle.

2. PISSENLIT
Taraxacum dens léonis
Dent de lion, salade de taupe.

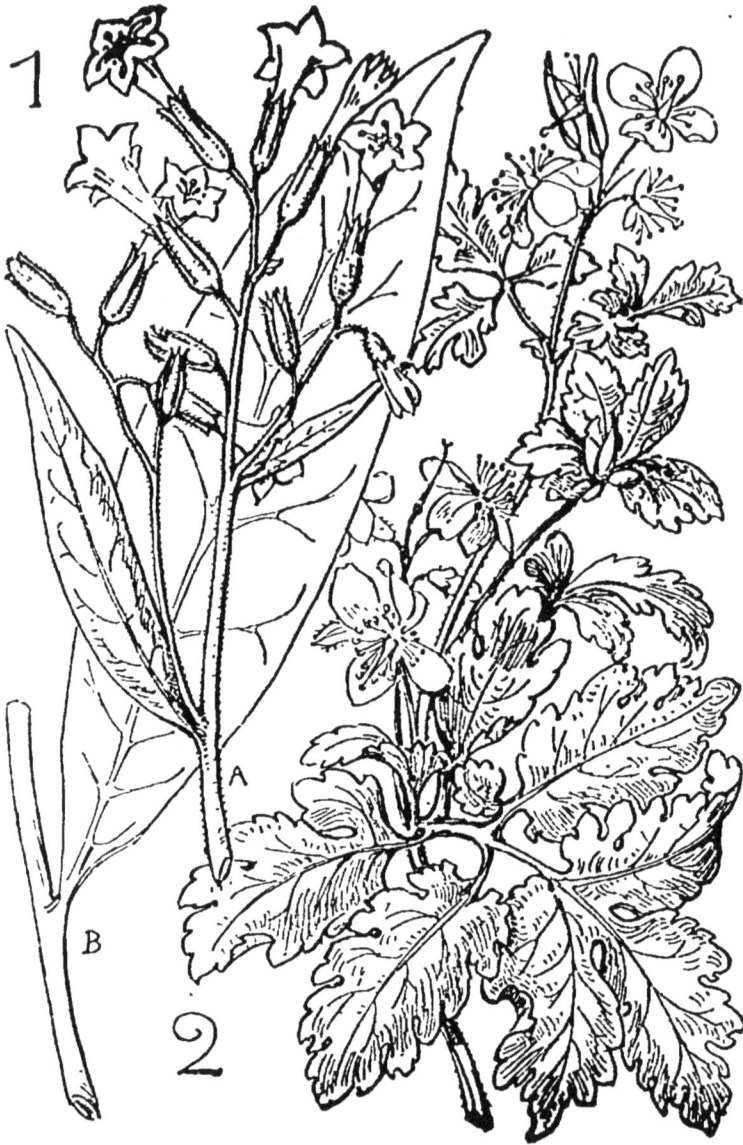

1. TABAC
Nicotiana tabacum (Solanées).
Herbe à la reine,
Herbe à tous les maux.

2. CHÉLIDOINE
Chelidonium majus (Papavéracées).
Herbe à l'hirondelle,
Grande éclaire.

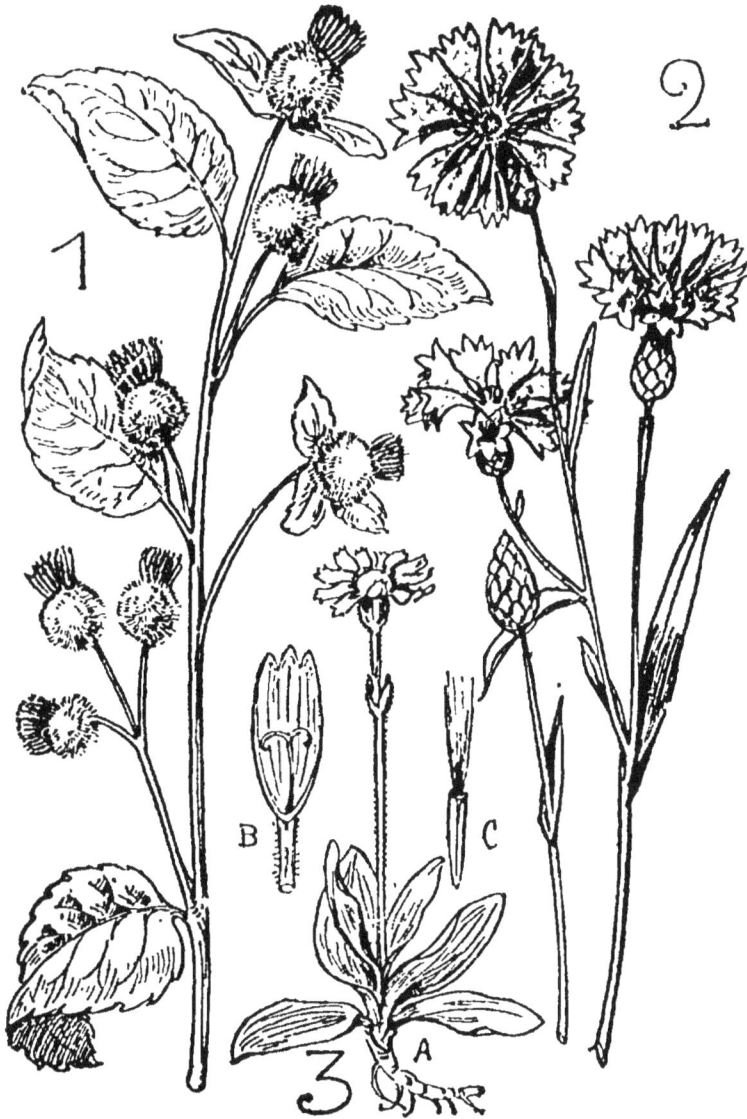

1. BARDANE COMMUNE
Lappa communis (Synanthérées).
Glouteron, Herbe aux Teigneux.

2. BLEUET
Centaurea cyanus (composées).
Aubifoin, Casse lunettes,
Blavette.

3. ARNICA
Arnica montana (Synanthérées).
Tabac des Savoyards,
Souci des Alpes.

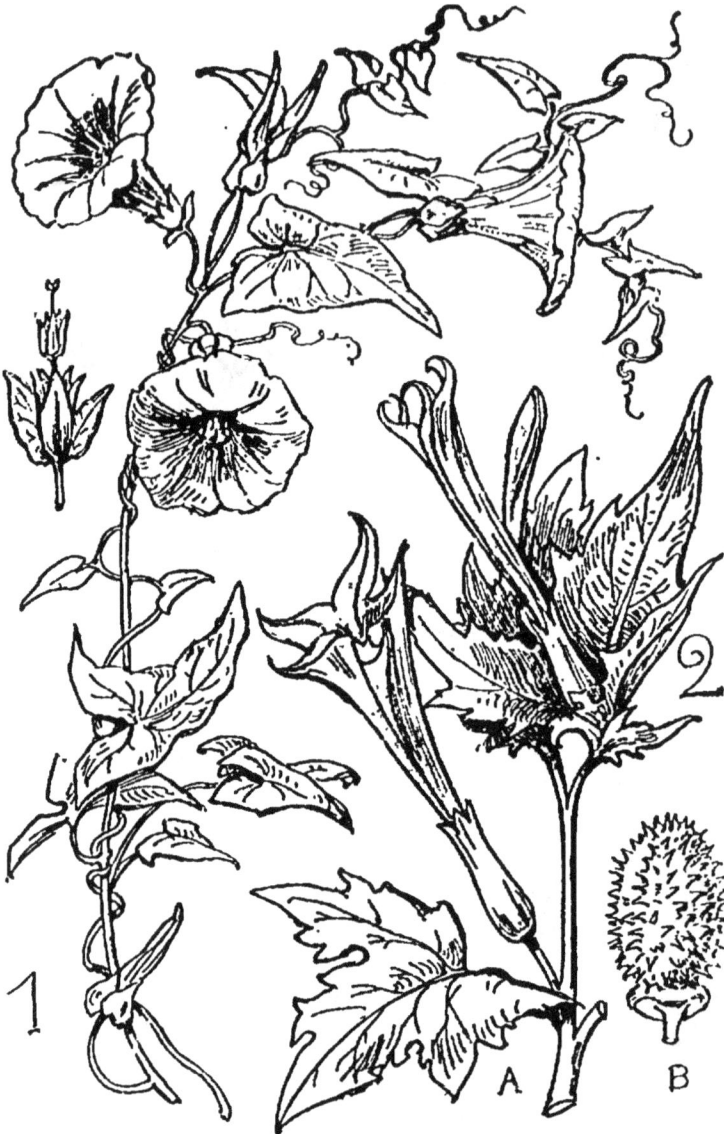

1. LISERON DES HAIES
Convolvulus sepium (Convolvulacées).
Couronne à la Vierge, Fleur d'entonnoir.

2. STRAMOINE
Datura stramonium (Solanées).
Pomme épineuse, Herbe aux Sorciers.

Salsepareille Composée

Cet Elixir, à base de plantes, est un puissant dépuratif, légèrement laxatif et antibilieux, *il est aussi un cordial* indispensable.

Les précieux végétaux qui composent **la Salsepareille Composée,** possèdent une action merveilleuse sur le sang pour le purifier et le transformer en peu de jours.

Nous ne saurions trop le recommander contre les *vomissements,* les *coliques,* les *crampes d'estomac, aigreurs, vapeurs, mauvaises digestions, influenza, indispositions de tout genre.*

C'est le remède indispensable dans les maladies du *foie,* de la *rate,* du *cœur.*

Les personnes fortes, à tempérament sanguin, ou sujettes aux congestions, doivent en faire usage régulièrement.

MODE D'EMPLOI

Un verre à liqueur une demi-heure avant chaque repas pour les adultes.

(Cet élixir ne convient pas pour les enfants.)

Prix du flacon, **4 fr. 50**; franco, **5 fr. 25.**

Adresser les commandes, lettres et mandats, à:
MM. FÉRON & BEAUVILLARD,
21, rue de Lyon, et 32, rue Crémieux, à PARIS.
Téléphone 928-19.

L'ANÉMIE

L'anémie, la Chlorose, les Pâles couleurs, la Jaunisse et toutes les maladies que peut engendrer la pauvreté du sang, sont faciles à guérir si les personnes qui en sont atteintes veulent bien s'en donner la peine.

Dans le cas contraire, et sans vouloir les effrayer, on peut leur dire avec le plus grand savant de notre siècle: **Vous êtes en voie de mourir.** Oui, le glaive de la Mort est suspendu sur votre tête et il ne tardera pas de vous frapper si vous ne prenez pas, de suite, les précautions nécessaires pour l'éloigner.

Nous avons cru faire œuvre vraiment humanitaire en sacrifiant plusieurs années à l'étude de ce mal terrible que l'on appelle, à juste titre, la **Maladie du nouveau siècle.** (La statistique prouve que plus de la moitié des personnes en sont atteintes.)

Les résultats obtenus, depuis quinze ans, ont dépassé nos espérances, puisque toutes les personnes qui ont bien voulu suivre nos conseils ont vu revenir leur santé comme par enchantement et ont retrouvé en peu de temps la force et la vigueur de la plus brillante jeunesse.

Ce que nous leur avons conseillé n'est pas un remède secret, mais une simple macération dans un vin délicieux. Les personnes, même les plus délicates, le prennent avec plaisir.

Le produit dont il s'agit porte le nom de:

VIN PEYRONNET

Pour éviter les contrefaçons de ce remède vraiment précieux, nous n'avons pas et n'aurons jamais de dépôt.

Sur cent malades atteints d'Anémie, en moyenne, trente se guérissent avec une seule bouteille ; soixante avec deux bouteilles et les autres avec trois seulement.

MODE D'EMPLOI

Le matin au saut du lit, dans un verre d'eau fraîche, un verre à Bordeaux de **Vin Peyronnet**.

Avant chaque repas, en guise d'apéritif, un verre à Bordeaux dans un verre d'eau fraîche.

Ou peut aussi après le repas, en boire un petit verre pur afin d'aider la digestion.

PRIX: la bouteille: **4** francs dans nos bureaux.

Par colis postal: **4** fr. **75**, franco en gare.

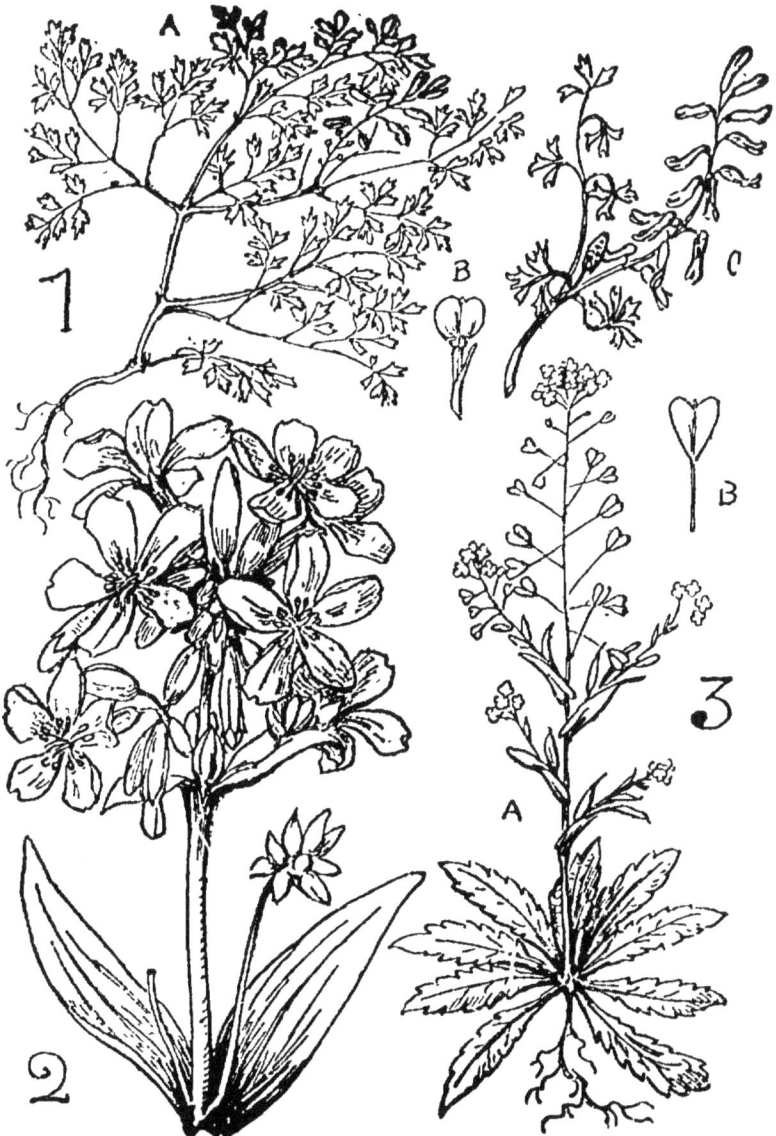

1. FUMETERRE
Fumaria officinalis
Fiel de terre, pisse sang, herbe à la jaunisse.

2. SAPONAIRE
Saponaria officinalis (Caryophyllées).

3. BOURSE A PASTEUR
Bursa pastoris (Crucifères).
Molette.

DEUXIÈME PARTIE

Nous rappelons que ce petit livre n'est qu'un extrait de notre gros volume. Pour recevoir cet ouvrage complet envoyer 1 fr. 75 seulement au lieu de 3 fr. 50 à MM. Féron et Beauvillard, 21, rue de Lyon, et 32, rue Crémieux à Paris.

L'HYGIÈNE

L'Hygiène est la science qui enseigne le secret de nous préserver des maladies qui nous menacent, c'est la conservation de la santé et la prolongation de la vie; c'est donc aussi la prolongation du bonheur, puisque sans la santé l'existence est pénible et la vie est à charge.

La santé, qui est le plus précieux des biens, est aussi le plus gaspillé des trésors.

L'art de conserver sa santé consiste dans l'application des règles hygiéniques, et si chacun voulait utiliser nos conseils, dans l'occasion, il réussirait à maintenir ou à ramener facilement dans leur état normal les rouages de cette machine compliquée que nous appelons le corps, et le soustrairait à bien des maladies que l'ignorance seule laisse souvent développer en nous, au préjudice de notre santé, de notre repos, de notre bourse et souvent même de notre vie.

2.

LA PROPRETÉ

On dit couramment qu'il vaut mieux prévenir le mal qu'avoir à le soigner et qu'il est plus agréable de payer son boulanger que son médecin. Ces propos sont parfaitement justes et se peuvent traduire en la formule suivante: faites de l'hygiène pour prévenir les maladies, c'est-à-dire soignez-vous avant d'être malades.

Or, se soigner ne veut pas dire avaler des drogues; se soigner, c'est prendre soin de sa personne, et parmi les soins les plus indispensables, la propreté tient le premier rang. Pour être propre, il ne suffit pas de se débarbouiller la figure et les mains, tous les matins, dans une petite cuvette qui contient la valeur d'un verre à liqueur d'eau; la propreté, c'est quelque chose de plus compliqué. Tous les matins, dans une large cuvette bien profonde, bien remplie d'eau, vous puisez largement, à l'aide d'une serviette, d'une serviette-éponge ou d'une éponge, le liquide nécessaire à vous débarbouiller à fond le visage, le cou, les épaules; — n'épargnez pas le savon, puis rincez à grande eau. Après, c'est le tour des mains, des avant-bras et des bras. Frottez, frottez toujours, c'est la santé du corps. Toutes les semaines, prenez un grand bain tiède, toujours à grand renfort de savon; ce qui ne vous empêchera pas de vous tuber tous les matins, si vous aimez l'eau froide, ou de prendre un bon bain de pieds; — quand vous en avez fini avec la peau, nettoyez-vous les dents avec une brosse et un demi-verre d'eau bouillie dans laquelle vous ajouterez quelques gouttes d'un élixir antiseptique quelconque. Répétez cette opération après chaque repas et vous vous en trouverez bien. Est-ce tout? Non. Faites vos ongles, lavez-vous les mains plusieurs fois par jour; changez de linge

pour la nuit; changez souvent le linge qui touche
directement votre corps. Voilà le minimum des soins
de propreté que doit prendre toute personne qui a
la prétention d'être propre.

ALIMENTS

Entre les services que rend de nos jours la science
si moderne de l'hygiène, il n'en est pas de plus important que la recherche d'une alimentation saine.

Tous les articles qui y concourent sont quotidienne-
ment l'objet d'analyses dont les résultats sont répan-
dus aux quatre coins du monde. La liste en serait longue et instructive à établir. On demande à chacun
d'eux ce qu'il contient, de quels éléments il est formé
et comment ces éléments se comportent dans l'organisme humain.

On en arrive ainsi graduellement à savoir quel est le
meilleur mode d'entretien de notre organisme, les dangers à éviter, les améliorations à obtenir.

Et tout ce que produisent la terre ou la main, le
champ ou l'usine, se trouve chaque jour mieux utilisé
aux besoins de notre espèce. Les épidémies deviennent plus rares. Les maladies sont moins cruelles. La
santé générale est plus constante. Non seulement on
vit plus agréablement, mais on vit plus longtemps,
et, en dépit des propos décourageants des misanthro-
pes, nous ne pouvons nous empêcher de nous intéres-
ser aux progrès scientifiques qui ont pour objet de
prolonger dans la plus large mesure le cours de notre
existence, si attristée qu'elle puisse être par les circonstances.

L'homme est tellement mortel qu'il a toujours besoin de manger pour vivre: mais il ne doit pas non
plus vivre pour manger, et il doit toujours observer

en tout la plus stricte sobriété. C'est la sûre règle pour conserver sa santé intacte.

On doit toujours se lever de table avec un restant d'appétit.

La sobriété seule prévient et guérit souvent bien des maladies.

L'intempérance tue ou appesantit nos facultés intellectuelles. Après un repas copieux, on a moins d'esprit dans le cerveau: on est plus animal et moins homme.

En hiver, une nourriture substantielle; en été, une nourriture plus légère.

L'estomac est inconstant, l'uniformité le gêne, et la providence semble avoir voulu lui donn r raison en nous donnant à chaque saison les aliments qui doivent entrer dans cette variété.

Les aliments malsains et l'intempérance produisent beaucoup de maladies. On ne peut douter que le bon ou le mauvais état de la constitution du corps ne dépende presque entièrement du régime. Le régime est donc d'une grande importance pour la santé.

Lorsque les aliments sont altérés, corrompus, falsifiés, on est exposé à de graves dérangements d'estomac ou d'intestins: on a des vomissements, on éprouve des dévoiements; les maladies épidémiques contagieuses, la fièvre putride n'ont souvent pas d'autre origine. L'intempérance abrège la vie parce qu'elle irrite les fonctions digestives, empêche la bonne digestion de se faire et occasionne en outre de nombreuses indigestions. On est sûr d'avoir une heureuse vieillesse et de bien se porter en suivant le principe de *ne prendre d'aliments et de boissons qu'on n'y soit sollicité par l'appétit et la soif.*

On doit varier les aliments suivant les besoins de l'économie animale, mais on ne doit jamais faire usage d'une substance alimentaire que l'on sait par avance ne pouvoir supporter, malgré le plaisir qu'on éprouverait à en goûter. Les personnes qui s'habituent à n'user que de certains aliments finissent à la longue par ne pouvoir en supporter d'autres. Il faut donc varier les aliments autant que possible. Terminons en disant que ce n'est pas ce que l'on mange qui nourrit, mais ce que l'on digère.

LAIT

Le lait convient aux femmes, aux enfants, aux gens sédentaires et aux convalescents.

Il est quelques personnes dont l'estomac ne peut digérer le lait, parce que le suc gastrique de leur estomac est trop acide et coagule le lait en quelques minutes. Dans ce cas, on doit, pour éviter cet inconvénient, ajouter un gramme et demi de bicarbonate de soude par bol de lait.

Pris avec du chocolat, le matin, il forme un déjeuner des plus hygiéniques quand le chocolat est de bonne qualité.

COMMENT ON RECONNAIT SI LE LAIT EST PUR OU NON

Le moyen de vérification le plus simple est peut-être celui-ci:

On prend une aiguille d'acier à tricoter qu'on frotte bien pour n'y laisser adhérer aucune matière grasse. Cette aiguille, on la plonge dans le lait et on la relève verticalement.

Si le lait est pur, il en restera une goutte à la pointe.

N'en reste-t-il pas du tout? il est fort à parier que le lait a été *allongé* dans des conditions frauduleuses.

BEURRE

Le beurre, qui est la réunion de toutes les petites bulles de graisse que contient le lait, convient à tous les âges.

BEURRE FALSIFIÉ

Parmi les fraudes dont cet aliment peut être l'objet, il faut remarquer l'emploi de la margarine qu'on y introduit. La margarine est un extrait de suif de mouton. Cette matière n'est sans doute pas malfaisante, mais ce n'est pas le beurre et il faut y veiller.

Pour reconnaître s'il y a de la margarine dans le beurre que vous achetez, il vous suffira de faire fondre le morceau que vous voulez analyser et de le refroidir brusquement dès que la fusion est opérée. En cas de mélange frauduleux, la graisse tombe au fond du récipient et le beurre monte à la surface, laissant une ligne de démarcation très visible.

BEURRE TOUJOURS FRAIS

Après avoir bien lavé et soigneusement essuyé le beurre avec un linge, on en remplit des pots de grès, en ayant soin de n'y laisser aucun vide. Ces pots sont ensuite placés dans une chaudière à moitié pleine d'eau que l'on chauffe ensuite jusqu'à pleine ébullition. Quand l'eau est refroidie, on retire les pots. Le beurre ainsi traité est aussi frais au bout de dix mois qu'au sortir de la baratte.

FROMAGE

Le fromage, qui n'est autre chose que du lait coagulé, a été, de tout temps, considéré comme condiment digestif et complément indispensable d'un repas.

FROMAGE FALSIFIÉ OU AVARIÉ

Le fromage n'est trop souvent qu'un composé des éléments les moins précieux du lait dont on a enlevé en partie la crème.

Il n'est pas rare que les veines et les points bleuâtres qui se distinguent dans les bons fromages de Roquefort et autres ne proviennent que d'une addition de matières étrangères, dont la moisissure donne les apparences de la bonne qualité.

Outre les fromages falsifiés, il y a aussi ceux qui ont subi des altérations par avarie. La fermentation est un des cas les plus ordinaires, et voilà pourquoi il convient de tenir le fromage dans un endroit frais. C'est à ses caves que Roquefort doit en partie la réputation de ses produits.

ŒUFS

Les œufs sont un aliment nourrissant et qui convient surtout aux convalescents, aux enfants, aux femmes et aux gens sédentaires. Quand ils sont cuits à l'état dur, ils sont peu nourrissants et d'une longue digestion. Dans tous les cas, ne manger que des œufs frais.

L'AGE DES ŒUFS

Nous recommandons le procédé suivant, connu depuis longtemps, mais tombé en oubli, pour connaître l'âge des œufs et distinguer ceux qui sont frais de ceux qui ne le sont plus. Cette méthode est basée sur la densité de plus en plus faible que prennent les œufs en vieillissant.

On dissout 120 grammes de sel de cuisine dans un litre d'eau. L'œuf du jour abandonné dans cette dissolution descend jusqu'au fond du vase. L'œuf est-il âgé de trois jours, il nage dans le liquide; est-il âgé de plus de trois jours, il flotte à la surface du liquide et tend à s'éloigner de plus en plus d'autant qu'il est plus vieux.

PAIN

Le pain de blé est plus nourrissant que le pain de seigle et le pain de maïs, parce qu'il contient du gluten en plus grande quantité. La mie est plus nourrissante que la croûte, parce qu'elle contient plus de fécule. Voulant faire du pain, prenez le son que l'on a bluté et le mettez dans une chaudière d'eau et faites bouillir; puis le passez, et pétrissez votre pain de cette eau blanchie, et il sera beaucoup plus substantiel et vous aurez un quart de plus de pain qu'à l'ordinaire.

FALSIFICATION DU PAIN

Le pain est la base de l'alimentation populaire. Il importe à la santé publique qu'il soit exempt de tout mélange étranger, nocif ou non. Or, on peut juger de la délétère influence que peuvent avoir sur l'organisme des travailleurs, qui n'ont souvent pas le moyen de se procurer une autre nourriture, la craie, l'alun, le plâtre, la sciure de bois et autres matières susceptibles d'être pulvérisées et amalgamées avec le froment.

EPREUVE. — Si vous la soupçonnez d'être suspecte:

1º Jetez une pincée de farine dans l'eau; si elle contient de la craie ou du plâtre, ces matières, étant plus lourdes, iront au fond;

2º Faites bouillir de la mie de pain dans l'eau, le même effet se produira.

POISSONS

Les poissons, appelés animaux à chair blanche, se digèrent promptement, sans peser sur l'estomac, mais à la condition d'être bien cuits, surtout le goujon, la jeune carpe, le cabos, le barbeau, le brochet et le mulet.

Il faut toujours préférer les poissons des rivières à ceux des étangs, par la raison que la chair de ces derniers est indigeste.

Quelques personnes accordent leur préférence aux poissons gras; elles ont tort, car leur chair est plus difficile à digérer.

La chair de la carpe trop grasse, de l'anguille et de la lamproie est aussi de difficile digestion.

VIANDES

En général, les viandes rôties sont les meilleures et celles que l'on conseille toujours aux personnes qui ont besoin d'être bien nourries; la viande rôtie doit son goût délicieux à ce que la cuisson s'est faite dans son propre jus et qu'elle n'a perdu aucune de ses propriétés nourrissantes ni de sa saveur.

AIR

L'ai étant nécessaire à l'homme et le plus impérieux de ses besoins étant celui de respirer, il est de la plus haute importance de le renouveler chaque jour dans les appartements, en tenant les fenêtres ouvertes pendant quelques heures.

Il faut éviter avec soin les courants d'air quand on transpire.

(Voyez *Désinfectant*.)

BOISSONS

EAU

L'eau est la meilleure des boissons lorsqu'elle est légère. Préférez celle des rivières ou des fontaines qui peuvent la laisser couler à celle des puits, parce qu'elle est mélangée d'une plus grande quantité d'air.

Bien que l'eau ne soit pas un aliment, les personnes qui ont une vie sédentaire doivent en user de préférence, parce qu'elle rend la digestion plus facile et donne une santé excellente. Il ne résulte pas de cela que nous devrions bannir l'usage du vin, mais nous voulons faire entendre que l'homme de cabinet ne doit pas en boire comme l'homme des champs, parce qu'il ne dépense pas autant de forces et qu'il n'a pas besoin d'aliments aussi nutritifs pour les réparer.

VIN

Pris avec modération, le vin constitue une excellente boisson; pris au contraire avec excès, il devient très nuisible pour la santé.

Le vin pris comme boisson ordinaire doit être coupé avec de l'eau. Les personnes habituées à le boire sans eau doivent en prendre avec modération et ne pas en boire de grands verres bord à bord; il vaut mieux boire plus souvent pendant un repas, mais en petite quantité à la fois (la valeur d'un verre à bordeaux par exemple). Il faut bien se garder de boire des vins gâtés, éventés ou fraudés, ce qui occasionne des maladies et des troubles dans la digestion.

VIN FALSIFIÉ

Remplissez un verre quelconque de vin, que vous voulez essayer, et faites-y dissoudre un peu d'alun.

Si le vin est naturel, il se formera au fond du verre un précipité brun vert; si on n'aperçoit pas de dépôt, on peut être assuré que la couleur est artificielle.

BIÈRE

Pour qu'elle soit bonne, il faut qu'elle soit claire, fraîche, un peu amère, peu douceâtre et très peu mousseuse.

C'est une boisson salutaire, nourrissante, qui excite légèrement les fonctions digestives et la sécrétion urinaire.

On la recommande aux jeunes gens débiles, aux jeunes filles chlorotiques, aux jeunes dames anémiées. Bien des médecins la prescrivent aux femmes nerveuses à qui le vin répugne.

Ne buvez pas de bière quand vous êtes en sueur.

CAFÉ

Le café est une boisson délicieuse qui excite à la fois toute l'économie en agissant sur le système nerveux. Lorsqu'on use modérément de cette boisson, l'esprit est plus actif et plus animé. Il donne la gaieté et une agitation particulière qui éloigne le sommeil.

L'abus du café irrite l'estomac, en occasionnant des tiraillements, donne des insomnies, le tremblement des membres, des palpitations de cœur. Quoique n'en abusant pas, les personnes naturellement nerveuses devront s'en abstenir ou en prendre très rarement, car alors elles auraient de l'irritation dans les intestins, de la fièvre, de l'abattement.

Terminons en disant que ceux qui peuvent le supporter n'en fassent point abus, que ceux qui n'y sont point habitués s'en dispensent, et que ceux à qui il fait mal s'en privent.

Le café au lait est pour les personnes faibles et les enfants la plus mauvaise nourriture que l'on puisse imaginer.

CAFÉ FALSIFIÉ

Répandez à la surface d'un verre à pied rempli d'eau la poudre de café suspecte. Si elle n'est pas mêlée de chicorée, elle surnage et absorbe l'eau très lentement; si elle est mêlée de chicorée, elle absorbe l'eau immédiatement, tombe au fond du verre et colore le liquide en jaune brunâtre.

CHOCOLAT

Le chocolat fait de pur cacao et sucre est un excellent aliment; il est nourrissant, donne des forces et fortifie les estomacs délicats; il convient aux convalescents, aux vieillards et aux personnes chétives.

CHOCOLAT FALSIFIÉ

Le chocolat est un des réparateurs les plus efficaces de la santé, dans bien des cas. Malheureusement, celui qu'on trouve dans le commerce échappe rarement à la fraude. On le mélange de farine de blé, de riz, de lentilles, de pois, de haricots, d'amandes grillées et même de sciure de bois. Ces chocolats falsifiés par les farines et les fécules se reconnaissent à leur goût pâteux et à la consistance qu'ils prennent par la cuisson avec l'eau.

Le chocolat, dit Chevalier, est l'objet d'une falsification plus grave, on y incorpore du cinabre ou sulfure rouge de mercure, mélangé d'oxyde rouge de mercure ou de terres rouges écrasées. De telles falsifications peuvent occasionner des accidents mortels, mais sont heureusement très rares.

THÉ

Le thé, en petite quantité, est une boisson digestive. On doit s'en priver si on a l'estomac irritable et le système nerveux susceptible.

Nous terminons ce court aperçu sur l'alimentation par les paroles d'un célèbre professeur:

La tempérance et l'exercice sont les deux meilleurs médecins.

HYGIÈNE DE LA TÊTE

Dans tous les temps, la chevelure a été considérée, chez tous les peuples, comme le plus bel ornement de la tête. La chevelure protège la tête et surtout le cerveau contre les intempéries des saisons, le chaud et le froid. Le premier soin qu'exige la toilette de la chevelure, c'est l'entretien de la propreté de la tête.

Si vos moyens ne vous permettent pas de faire des dépenses, faites bouillir une bonne poignée de feuilles de sauge (voyez cette plante), dans un litre d'eau, dix minutes, passez la tisane quand elle est tiède et faites-vous une bonne friction, une fois par semaine au moins.

Si vous pouvez dépenser quelques sous, voyez à la table des matières: **Eau Notre-Dame.**

EXERCICE

L'exercice est une nécessité de notre être; il est indispensable pour notre santé. Un exercice modéré accroît nos forces, facilite la circulation du sang, excite notre appétit et nous prépare un sommeil tranquille.

Le manque d'exercice procure la constipation et une infinité d'autres maladies.

TRAVAIL

La loi du travail est écrite au frontispice de l'humanité; elle est, pour tous les hommes, un devoir et une obligation, et celui qui y manque frustre la société, tourne le dos au bien-être et au bonheur et se prépare un avenir ténébreux.

Honte, misère, maladie, abrutissement, dégoût de la vie: voilà ce qui attend le paresseux au bout de la route dans laquelle il s'engage.

Santé, bien-être, gaîté, bonheur, considération: voilà les résultats inévitables de l'activité, du travail intelligent et bien entendu.

HYGIENE DE L'AME

Le bonheur est un état de sérénité intérieure qui réside dans la coexistence nécessaire de deux ordres de faits: l'accomplissement de nos obligations morales et l'équilibre de nos fonctions physiques — la paix de la conscience et le bien-être corporel.

Les mauvaises passions détruisent la santé, abrègent l'existence et souvent conduisent au crime si on ne les modère pas, si on ne s'en rend pas maître.

Les passions sont comme des plaies intérieures qui s'irritent d'autant plus qu'on y porte plus souvent la main. Elles sont, en partie du moins, le produit de l'habitude.

Dès le jeune âge, l'enfant montre ses aptitudes, ses penchants, ses mauvais instincts, et, de même qu'il est très facile de redresser une jeune plante qui prend une position vicieuse, de même il est très aisé aux parents de diriger leurs enfants dans le droit chemin et de les y ramener si leurs mauvais penchants les en écartent.

Résumé des Conseils d'Hygiène

Soyez sobre: conservez toujours un restant d'appétit au sortir de table, c'est le premier moyen de vous bien porter.

Ne mangez ni ne buvez précipitamment. Evitez de boire trop frais. Ne vous exposez pas à l'air froid quand vous êtes en sueur.

La propreté entretient la santé, qu'elle règne donc en vous, en vos vêtements, en votre habitation et en tout ce qui est à votre usage.

Un travail modéré est nécessaire à votre santé, pour fortifier vos organes.

Ne dormez pas dans une chambre où l'on aurait déposé soit des fruits, soit des fleurs; il s'en exhale, en effet, un gaz qui vicie l'air et le rend impropre à la respiration.

Eviter de faire sécher du linge dans une chambre à coucher.

En hiver, tenez, au-dessus du poêle, de l'eau, qui, se vaporisant, redonne à l'air l'humidité que le foyer lui ôte.

Se reposer une demi-heure avant et une demi-heure après le repas.

Se coucher de bonne heure et se lever bon matin.

Evitez l'humidité et le froid aux pieds.

Tête froide et pieds très chauds.

Par de légers purgatifs, avoir toujours le ventre libre.

Pour plus de détails, voir notre ouvrage complet, dont ce petit livre n'est que le résumé. Pour le recevoir franco par la poste, adresser 1 fr. 75 à MM. Féron et Beauvillard, 21, rue de Lyon, et 32, rue Crémieux, à Paris.

TROISIÈME PARTIE

Nous prions nos aimables lecteurs de bien remarquer que ce petit livre n'est qu'un extrait de notre ouvrage complet. Pour le recevoir franco par la poste, adresser **1 fr. 75** *au lieu de* **3 fr. 50** *à* **MM. FÉRON et BEAUVILLARD, 21, rue de Lyon, et 32, rue Crémieux, à Paris.**

Les Cent Plantes médicinales
Notions préliminaires

1° Il est certain qu'il existe plus de cent plantes ayant des propriétés curatives; mais l'on est convenu de dire les *Cent plantes* et, pour suivre la tradition, nous disons aussi les *cent plantes médicinales*, quoique nous reconnaissions que leur nombre est de beaucoup supérieur et que nous donnions l'explication et les propriétés de plus de cent plantes.

2° Le mot entre paranthèses, qui suit, indique la famille à laquelle appartient la plante. Dans cette classification, nous avons suivi les deux grands maîtres Linné et Tournefort, ce que vous explique la lettre L. pour Linné, T. pour Tournefort.

3° Le nom qui suit celui de la famille est le nom latin donné à cette plante.

4° Les mots en italiques sont les divers noms patois employés dans les diverses régions de la France pour désigner cette plante.

Nous donnons seulement les plus communs, car ils sont si nombreux qu'ils formeraient à eux seuls un gros volume.

ABSINTHE

(Composées, L.) ARTEMISIA ABSINTHIUM.

Herbe sainte, herbe au vers, aluyne, absin menu alvine, aloïne, armoise, absinthe, etc.

Elle vient dans les endroits secs et incultes, où elle se sème d'elle-même; on la cultive dans les jardins.

PROPRIÉTÉS: apéritive, digestive, fébrifuge et vermifuge.

DOSE: quinze grammes par litre d'eau en infusion.

L'usage modéré de l'absinthe est recommandable, mais l'abus produit des désordres sans nombre dans l'organisme humain et souvent même engendre la folie.

VIN D'ABSINTHE

Mettre dans une bouteille d'un litre 50 grammes de sommités fleuries ou de feuilles d'absinthe, puis remplir la bouteille de bon vin blanc. Laisser infuser quatre jours, passer et filtrer, on a un litre de vin d'absinthe.

Un petit verre avant le repas comme apéritif. Un petit verre après le repas comme digestif. Un petit verre le matin comme vermifuge, pour *tuer le ver.* On peut le boire pur; néanmoins, comme apéritif, il est préférable de le boire dans un verre d'eau fraîche légèrement sucrée.

Ce vin s'altère rapidement; il est bon d'en préparer seulement un demi-litre à la fois.

AIGREMOINE

(Rosacées, T.) AGRIMONIA EUPATORIA.

Agrimoine, eupatoire des Grecs, herbe de Saint-Guillaume, thé des bois, sorbelette, thé du Nord, etc.

Elle croît sur les bords des chemins, dans les prairies et les endroits incultes.

Propriétés: Infusions contre les incontinences d'urine et la dysenterie; tisane pour laver les plaies et faire revenir les chairs; en gargarisme, elle guérit les ulcères de la bouche et du gosier, en y ajoutant un peu de miel.

Dans le Nord, les paysans l'emploient en guise de thé. C'est une infusion d'un goût agréable, elle doit être recommandée surtout à ceux qui sont atteints de l'asthme.

Opinion des savants: Chaumel dit que l'aigremoine a été employée en décoction pour combattre les maladies de foie, les crachements et les vomissements de sang.

AIL

(Liliacées, L.) Allium sativum.

Cette plante est connue et cultivée partout.

Propriétés: vermifuge, fébrifuge, stimulante et excitante.

Ne convient pas aux personnes atteintes de maladies de la peau, telles que: dartres, eczéma, pelade, plaies, etc. Les nourrices doivent aussi le bannir de leur alimentation, car il altère leur lait et donne des coliques aux nouveaux-nés.

Opinion des savants: Bergius recommande de l'ail comme fébrifuge: un bulbe le matin et le soir pendant cinq jours.

Forestus prétend que l'ail fait passer les eaux des hydropiques.

Cuit dans le lait, il guérirait la pierre.

AIRELLE

(Ombellifères, L.) VACOINIUM MYRTILLUS.

Mourlie, macéret, raisin de bruyère ou des bois, atrès quéquénier, moret, myrtillier, aradeck.

Croît dans les terrains secs et arides, dans les bois et bruyères.

Ses fruits, arrivés à complète maturité, sont succulents et d'une saveur douce et acidulée très agréable. Ils guérissent la dysenterie et les diarrhées chroniques; il suffit pour cela de les manger frais et en grande quantité.

ANGÉLIQUE

(Ombellifères, L.) ANGELICA ARCANGELICA.

Angélique sauvage, angélique des bois ou des prés, angélica sylvestris, racine du Saint-Esprit, angélique des jardins.

Elle croît sur les montagnes et les lieux élevés. On la cultive aussi dans les jardins.

Mangée crue ou cuite, elle facilite la digestion des aliments gras et huileux; elle augmente la chaleur vitale pour résister aux froids humides.

On l'emploie en infusion (25 grammes pour un litre d'eau, racines ou tiges) dans les maladies suivantes: fièvres intermittentes, chlorose, faiblesse du tube digestif, vomissements spasmodiques, coliques venteuses, maux de tête nerveux, bronchite, etc.

Une bonne tasse d'angélique après le repas facilite la digestion et fait disparaître les langueurs d'estomac.

Quoique toute la plante soit bonne, on doit préférer les racines.

Opinion des savants: Rocques recommande l'angélique aux goutteux, aux personnes qui digèrent péniblement, aux convalescents dont les forces sont épuisées.

Gilibert ordonne la racine d'angélique dans toutes les maladies aiguës et chroniques, qui exigent des fortifiants et des cordiaux.

Bossu en prescrit l'usage dans les catarrhes chroniques, les coliques venteuses.

Lemery employait l'angélique dans le scorbut, la scrofule, les maladies contagieuses, la morsure des chiens enragés.

Cazin l'ordonne dans l'atonie générale des organes digestifs, les vomissements nerveux, la névrose, la débilité, etc.

ANIS VERT

(Ombellifères, L.) PIMPINELLA ANISUM.

Boucage pimpinelle, anis vert, anis cultivé, etc.

Se cultive dans les champs et les jardins, principalement en Touraine.

PROPRIÉTÉS: les semences d'anis (10 à 15 grammes) bouillies dans un litre d'eau dix minutes, ou en liqueur, fortifient l'estomac, guérissent les coliques venteuses, augmentent le lait des nourrices.

Trois verres par jour, à jeun et séparément.

Pour guérir les tranchées des enfants et faciliter les selles, on fait infuser un gramme de semence d'anis dans un verre de lait qu'on leur fait prendre à jeun.

Quand l'enfant est élevé à la mamelle, c'est la nourrice qui doit boire l'infusion d'anis.

Opinion des savants: Hoeffer le conseille à titre d'excitant pour provoquer les règles.

Bossu l'ordonne pour calmer les coliques des nourrissons: en prenant une infusion de graines, le lait de la nourrice a une odeur spéciale.

Cazin dit que la semence d'anis employée sous forme de cataplasme fait disparaître les engorgements laiteux.

ANIS ÉTOILÉ

(Badiane) ILLICIUM ANISUM.

Arbrisseau venant de Chine et dont les semences ont les mêmes propriétés que celles de l'anis vert.

LIQUEUR D'ANIS

Semences d'anis concassées.......	40 grammes.
Cannelle.........................	1 —
Sucre...........................	500 —
Eau-de-vie.......................	1 litre.

Laisser macérer le tout pendant 5 à 6 semaines, puis filtrer. Cette liqueur peut être employée après le repas; elle falicite l'expulsion des gaz et active la digestion.

ARMOISE

(Composées, L.) ARTEMISIA VULGARIS.

Herbe de Saint-Jean, herbe à cent goûts, remise, fleur de Saint-Jean, anaction, etc.

Très commune sur les bords des fossés, des ruisseaux et dans les endroits incultes.

PROPRIÉTÉS: En infusion (15 à 20 grammes pour un litre d'eau) contre les tournements de tête, les défaillances. Elle rappelle les règles quand elles ont été surpprimées par une cause débilitante quelconque.

Quand les règles s'arrêtent par suite d'une émotion ou d'un refroidissement, il est avantageux, pour les rappeler, de diriger, sur les parties, la vapeur d'un grand vase rempli d'une forte infusion très chaude

d'armoise. On met une grosse poignée de cette plante
dans deux ou trois litres d'eau bouillante, et l'on reste
dessus le plus longtemps possible.

(Voir *Pertes et flueurs blanches*.)

Opinion des savants: Bossu l'emploie contre les né-
vralgies, les vomissements nerveux.

Burdach fait observer que la racine d'armoise employée en poudre possède des propriétés antiépilep-
tiques très énergiques.

Chomel dit que la décoction des feuilles d'armoise
dans un litre d'eau donne d'excellents résultats dans
les cas hystériques.

ARNICA

(Composées, L.) Arnica montana.

*Bétoine des montagnes, bétoine des Vosges, tabac des
Savoyards, des Vosges, des Alpes, anique, souci des Alpes,* etc.

Plante très commune sur les montagnes.

Usage interne: S'en servir avec précaution (15 gr.
de fleurs ou de feuilles infusées dans un litre d'eau),
quand un blessé est dans un état de torpeur qui se
prolonge, en petites tasses, et cela seulement jusqu'à
ce que la figure se colore et que le pouls devienne
fort. Très utile dans les congestions.

En trop fortes doses, il produit de violents maux
de tête, le délire, des convulsions et même la mort.

Usage externe: A l'intérieur, l'arnica est résolutif.
Des linges trempés dans une forte décoction sont
appliqués avec avantage sur les épanchements de sang
et sur les coupures et les écorchures faites même
avec des objets imprégnés de substances irritantes
ou malpropres.

Dans plusieurs contrées, notamment dans les Vos-

ges, la Savoie et les Alpes, les feuilles sont fumées
en guise de tabac. Inutile de dire que ce tabac n'est
pas du maryland de première qualité.

BARDANE

(Composées, T.) Arotium lappa ou Lappa communis.

*Napolier, dogue, herbe aux teignèux, gloutron, coupeau,
houyau, tignons, teignons, faterasse,* etc.

Ses larges feuilles appliquées sur la poitrine, remplacent l'emplâtre de poix de Bourgogne dans les
vieux rhumes et les affections chroniques des poumons. Un emplâtre bien chaud de ces mêmes feuilles,
cuites dans du lait, enlève les douleurs ordinaires.
Appliquées sur les plaies, elles les guérissent en peu
de temps.

Les oindre avec un peu de beurre non salé.

Les racines de bardane sont *dépuratives, sudorifiques*
et *diurétiques.*

Nous ne saurions trop conseiller aux personnes
atteintes d'une maladie de peau de se laver avec de
la tisane de racine de bardane.

Que les mères n'oublient pas que quand un enfant
est atteint de la rougeole, on fait bouillir 25 grammes de racines de bardane, cinq minutes, dans un
demi-litre d'eau, et en donnant cette tisane, par cuillerées à café, une toutes les cinq minutes, au petit
malade, en deux heures l'éruption est complète, et
en tenant leur enfant à l'abri des courants d'air, il
est guéri au bout de trois jours.

La même tisane guérit la pierre et la gravelle.

Forestus rapporte qu'un malade retenu au lit par
des douleurs de goutte, sans pouvoir remuer aucun
de ses membres, et ne pouvant être guéri par aucun
des remèdes que lui prescrivaient les médecins, fit
usage de la décoction de bardane dans la bière, ce

qui lui fit rendre une grande quantité d'urine blanche semblable à du lait, et qu'il fut ainsi guéri de ses douleurs en huit jours. 120 grammes de racines pour deux litres d'eau ou bière en décoction pendant cinq minutes. Boire le tout dans la journée, à jeun.

BELLADONE

(Solanées, L.) ATROPA BELLA-DONA.

Belle-dame, morelle furieuse, morelle marine, herbe em-poisonnée, mandragore, bouton noir, etc.

C'est une plante très dangereuse que l'on ne doit jamais laisser à la portée des enfants, car ses fruits rouges, semblables à des cerises, attirent leur atten-tion ; leur goût étant douceâtre, ils les mangent avec délices, et bien peu échappent à la mort.

Nous conjurons nos lecteurs de ne jamais se servir de cette plante que sur l'*ordonnance* et sous la *surveil-lance* d'un médecin expérimenté.

C'est de cette plante que l'on retire l'*atropine*, poi-son très violent, et que l'on emploie en pharmacie comme calmant, mais par très petites doses.

BOURRACHE

(Borraginées, T.) BORRAGO OFFICINALIS.

Boursette, bourse à berger, etc.

Elle est adoucissante, elle fait suer, pousse aux urines ; généralement on l'emploie dans les rhumes, les fluxions de poitrine, les maladies dartreuses, les fièvres éruptives (rougeole, fièvre scarlatine, petite vérole).

DOSE: 40 à 50 grammes pour un litre d'eau en décoction.

Opinion des savants : Gilibert dit que la décoction mielleuse facilite l'expectoration et calme les ardeurs de l'urine.

Fourcroy employait la bourrache dans les fièvres ardentes et bilieuses.

BOURSE A PASTEUR

(Crucifères, .V.) CAPSELLA BURSA PASTORIS.

Molette de berger, tabouret, boursette, bourse à berger, thlaspi capsule, etc.

Quand chez la femme les règles sont trop ou pas assez abondantes ou qu'elles produisent de vives douleurs : 50 grammes de bourse à pasteur et 50 grammes d'armoise dans un litre d'eau ; laisser bouillir cinq minutes, passer et boire dès les premières douleurs un grand verre et une heure après le deuxième verre.

Prendre ainsi deux verres de cette tisane par jour pendant quatre jours.

(Voir aussi notre article *Anémie,* page 94.)

Nous prions nos aimables lectrices de ne pas oublier que ces quelques recettes leur rendront de grands services.

Les personnes atteintes de pissements de sang se guérissent en peu de temps en buvant un verre de décoction de bourse à pasteur quelques minutes avant leurs trois principaux repas, soit trois verres par jour.

BRYONE

(Cucurbitacées, L.) BRYONIA DIOICA.

Couleuvrée, navet du diable, vigne blanche, racine vierge, feu ardent, navet bourge, navet galant, etc.

La bryone étant un poison assez violent et son usage

offrant de graves dangers, nous conseillons à nos lecteurs de ne jamais s'en servir.

CAMOMILLE ROMAINE ET CULTIVÉE

(Composées, L.) ANTHEMIS NOBILIS, ANTHEMIS SATIVA.

Camomille noble, camomille odorante, etc.

Originaire du Levant, elle est aujourd'hui cultivée dans toute la France, et est une de nos plus précieuses plantes.

On emploie seulement les fleurs: pour les langueurs d'estomac, les digestions difficiles, surtout quand elles sont accompagnées de pesanteur au creux de l'estomac ou de gonflement du ventre, quand les intestins sont, pour ainsi dire, paralysés; dans tous les cas de faiblesse, de pâles couleurs, etc., le malade doit boire, après chacun de ses repas, une bonne tasse de fleurs de camomille. Infusion de quatre à cinq têtes pour un grand verre d'eau, en guise de thé.

Pour couper les accès de la fièvre, elle est supérieure au sulfate de quinine. On réduit pour cela les fleurs en poudre soit dans du miel, soit dans de l'eau, en trois ou quatre fois, pendant l'intervalle des accès.

Les fleurs de camomille remplacent le quinquina.

Pour calmer les douleurs rhumatismales, la goutte et les coliques, frictionner vivement avec de l'huile de camomille. Voici comment on la prépare:

Fleurs sèches 20 grammes, huile d'olive 100 grammes, faire chauffer au bain-marie, environ deux heures, passer avec forte expression et filtrer à travers un linge fin.

Ajouter environ 10 grammes de camphre.

Opinion des savants: Dioscoride recommande la pou-

dre de fleurs de camomille contre les fièvres intermittentes.

Rivière attribue les mêmes propriétés à cette plante.

Cazin dit l'avoir administrée dans divers cas de
fièvres intermittentes tierces et avoir parfaitement
réussi.

Wanters prétend que la camomille est supérieure
au quinquina comme fortifiant.

Scorp ordonne des lavements de camomille contre
les spasmes nerveux, l'hystérie, etc.

CENTAURÉE (Petite)

(Gentianées, L.) ERYTHRŒA CENTAURIUM.

*Herbe au centaure, herbe à la fièvre, herbe à la Chiron,
fiel de terre.*

Elle est fébrifuge (voir article *Fièvres*), vermifuge,
tonique, stomachique, etc.

Les jeunes filles aux couleurs pâles et les convalescents souffreteux doivent prendre avant chaque repas
un verre à bordeaux de vin de petite centaurée :
60 grammes de petite centaurée dans un litre de vin;
tenir bien bouché et au frais. Se prépare comme le
vin d'absinthe.

Opinion d'un savant: Chaumel ordonne la centaurée
comme le fébrifuge par excellence; on en mêle, dit-
il, une poignée dans 16 grammes de quinquina qu'on
fait infuser pendant 24 heures dans un litre de vin
blanc. Ce remède fait disparaître les fièvres que le
quinquina seul n'aurait pu déraciner.

CERFEUIL

(Ombellifères, L.) CHŒROPHILUM SATIVUM OU ANTHRIS-
CUS OEREFOLIUM.

Il est excitant et pousse aux urines. En décoction il

guérit l'inflammation des yeux en les lavant trois fois par jour. Les nourrices se servent de la même décoction pour laver les enfants atteints d'inflammations.

Le cerfeuil pilé et appliqué sur les seins de la nouvelle accouchée chasse le lait. Ne pas s'en servir.

Ses feuilles cuites, appliquées en cataplasmes, calment les hémorroïdes.

Opinion des savants: Cazin dit avoir souvent employé le cerfeuil pilé en cataplasme sur les mamelles engorgées.

Pleuck conseille le jus de cerfeuil à fortes doses dans du petit-lait contre les dartres.

Buchan ordonne du bouillon aux herbes, soit avec le cerfeuil, l'oseille, la poirée, la laitue, une poignée de chaque avec un morceau de beurre frais, dans tous les cas de constipation opiniâtre.

Tournefort conseille dans les tranchées et les rétentions d'urines un cataplasme de cerfeuil passé dans la poêle avec le beurre et appliqué sur le ventre.

CHAMPIGNONS

Pour beaucoup de personnes, les champignons sont un plat de gourmets. Malheureusement ici l'hygiène n'est pas d'accord avec le goût.

Les plus illustres savants nous parlent tous des champignons comme de la plus malsaine des nourritures que nous puissions prendre.

Sitôt absorbés, disent-ils, les champignons se décomposent et mettent, par ce fait, tout ce que contient notre estomac en putréfaction, en bouillie nauséabonde et infecte.

De plus, tous les jours, nous voyons, dans les journaux, que des familles entières, empoisonnées par des champignons, ont péri après plusieurs heures d'horribles souffrances. Il y a de quoi frémir, mais on a toujours mangé et l'on mangera quand même, toujours des champignons.

Nous croyons être utile en donnant la meilleure recette connue jusqu'à ce jour pour ne pas s'empoisonner. Elle est du célèbre Gérard.

D'abord, soyez très prudents, ne mangez que des champignons que vous connaissez bien et qui ont déjà été expérimentés par des personnes dignes de foi.

Ne vous fiez pas à ces préjugés populaires qui vous font mettre une cuillère en argent ou une bague en or dans la casserole où cuisent les champignons, soi-disant pour reconnaître leurs bonnes ou mauvaises qualités. Ce   nt là des histoires de bonnes femmes.

Voici le   procédé qui permet d'enlever aux champignons vénéneux leurs principes nuisibles: les couper en 4 ou 8 morceaux selon leur grosseur, puis les mettre à tremper dans de l'eau fraîche dans laquelle on a eu soin d'ajouter, par litre d'eau, un demi-verre de fort vinaigre et de faire fondre une petite poignée de sel de cuisine. Au bout de deux heures on les retire, on les lave à grande eau, puis on les passe à l'eau bouillante pendant cinq minutes, on les retire, on les presse un peu et l'opération est terminée. Tous leurs principes vénéneux ont été absorbés par l'eau, le sel et le vinaigre. Les préparer ensuite à la casserole ou poêle sans crainte.

En Russie, les paysans ramassent tous les champignons indistinctement et les stratifient par couches dans du sel. Après quelques semaines, ils les lavent à grande eau et les soumettent à l'ébullition, puis ils les mangent sans danger.

Malgré tout, répétons encore : Soyons prudents, moins nous mangerons de champignons, mieux cela vaudra pour notre santé.

En cas d'empoisonnement par les champignons, voir l'article *Empoisonnements et contrepoisons*, page 107.

On nous signale à ce propos le remède suivant dont l'efficacité est, paraît-il, certaine :

Mélangez rapidement dans une cuillerée d'eau chaude ou froide une grosse cuillerée de sel commun et autant de moutarde, faites avaler cette mixture au malade.

A peine est-elle absorbée qu'elle agit comme l'émétique, ramenant tout ce que contient l'estomac.

Afin qu'il ne reste aucune parcelle du poison, faites avaler le blanc d'un œuf au malade, puis après une tasse de fort café.

Mais vous n'administrerez ces dernières substances — qui annihilent un grand nombre de poisons — que quand l'estomac est tranquille, c'est-à-dire lorsque le malade ne rejette plus.

Nota. — Nous répétons encore que c'est une nourriture malsaine, toujours dangereuse; s'en passer est un acte de sagesse.

CHICORÉE SAUVAGE

(Composées, L.) CICHORIUM INTIBUS.

La chicorée est purgative, tonique et fébrifuge. On emploie les feuilles et la racine. Nous en conseillons beaucoup l'usage aux personnes constipées.

Opinion des savants: Geoffroy dit que la chicorée affermit les fibres relâchées de l'estomac; elle excite l'appétit, aide la digestion, purifie les conduites urinaires, facilite la transpiration.

D'après Bossu, cette plante serait dépurative, fon-
dante, apéritive et guérirait la jaunisse.

CHIENDENT

(Graminées, Rech.) CYNODON BACTYLON OU TRITICUM
REPENS.

Boutiques, froment rampant, etc.

Cette plante est employée dans toutes les maladies
inflammations. (Voir *Dépuratifs,* pages 28 et 29.)

Dans toutes les maldies, en général on peut la
donner comme tisane rafraîchissante.

TISANE COMMUNE

Elle se fait avec de l'orge et du chiendent que l'on
fait bouillir dans l'eau. On y ajoute un peu de réglisse
pour y donner un goût agréable. C'est la tisane que
les médecins ordonnent communément à leurs malades pour les rafraîchir et ôter la grande ardeur de
la fièvre, mais il ne faut pas en abuser.

CIGUE

(Ombellifères, L.) CONIUM MACULATUM.

*Faux persil, persil sauvage, ciguë des jardins, petite
ciguë, persil bâtard,* etc.

Petite ou grande, la ciguë est un poison très violent et d'autant plus dangereux que beaucoup de
personnes la confondent avec le persil ou le cerfeuil.

Voici un moyen bien simple de ne jamais se trom-
per: écrasez entre vos doigts trois ou quatre feuilles
de la plante soupçonnée. Sentez vos doigts; le persil et le cerfeuil répandent une odeur très agréable,
la ciguë est nauséabonde et vireuse.

CONSOUDE (Grande)

(Borraginées, T.) SYMPHITUM OFFICINALIS.

Oreilles d'âne, grande langue de vache, herbe aux coupures.

La racine fraîche de grande consoude, râpée et appliquée sur une brûlure, en calme la douleur instantanément. Employée de la même manière sur les crevasses des seins, elle les guérit aussi en peu de jours.

Opinion des savants: Cazin conseille aux nourrices, dont les seins sont gercés, de creuser un trou en forme de dé à coudre dans la racine de consoude, d'y introduire le mamelon pendant vingt-quatre heures.

Chaumel l'emploie pour calmer les douleurs de la goutte: faire bouillir la racine de grande consoude et l'appliquer en cataplasme sur le mal, le plus chaudement qu'il sera possible.

Rocques préparait avec la racine de consoude, le sirop de gomme arabique et le suc d'un citron, un remède, d'après lui, infaillible contre les crachements de sang des vieillards et des personnes faibles.

COQUELICOT

(Papaveracées, L.) PAPAVER RHŒAS.

Ponceau, pavot des champs, pavot rouge, etc.

Les fleurs de coquelicot remplacent avantageusement l'opium et n'offrent pas de si graves inconvénients.

Infusion de 4 à 5 grammes par litre d'eau; prendre par petite quantités dans les rhumes, les catarrhes du poumon, les fièvres éruptives, etc. Cette infusion est également conseillée pour faciliter la transpiration. Prise en lavement avec un peu d'huile d'olive, elle guérit la diarrhée.

CRESSON

(Crucifères, L.) Sisymbrium nasturtium ou nasturtium officinale.

Cresson de fontaine, cresson d'eau, etc.

L'une des meilleures plantes comme dépuratif: on peut la prendre comme l'on veut: en salade ou naturelle, ou en soupe, etc.

Cuite dans du lait, elle guérit les catarrhes chroniques, les rhumes anciens et même la phtisie prise au début.

Mangée verte et fraîche, elle guérit le scorbut et le muguet.

Opinion des savants: Cazin conseille le suc ou jus à la dose de 120 grammes, mêlé avec autant de lait, dans les catarrhes pulmonaires, chez les sujets lymphatiques.

D'après le même savant, le lait dans lequel on fait bouillir le cresson est excellent pour les maladies de poitrine.

Chaumel assure que la décoction de cresson est infaillible contre les enflures du ventre.

Récamier la conseille également dans l'hydropisie.

FENOUIL

(Ombellifères, Off.) Fœniculum vulgare.

Pousse à l'état sauvage et est cultivé.

Ses racines sont apéritives: 25 grammes par litre d'eau en infusion; un verre ordinaire avant chaque repas.

Les semences de fenouil augmentent la quantité de lait des nourrices et le rendent meilleur: 30 grammes pour un litre d'eau en infusion; un verre ordinaire avant chaque repas.

Opinion des savants: Simon Pauli conseille la décoction de la racine et des graines dans les fièvres malignes, la petite vérole et la rougeole.

Trajus en recommande l'usage pour rétablir et conserver la vue.

Bandard rapporte plusieurs exemples de mères qui, manquant de lait, étaient sur le point d'abandonner leurs enfants à un lait étranger, et ont rétabli la sécrétion de ce fluide précieux par quelques infusions de semences de fenouil, adoucies avec un peu de réglisse.

FOUGERE

(Fougères, L.) PTERIS AQUILATA ou POLYPODIUM FILIX-MAS.

Fouchère, faillière, fayère, pteris, porte-aigle, etc.
(Voir notre ouvrage complet.)

FRAISIER

(Rosacées, L.) FRAGARIA VESCA.
(Voir notre ouvrage complet.)

FRENE

(Oléacées, T.) FRAXINUS EXCELSIOR.

Bel arbre fort élevé que l'on rencontre partout. Son écorce est astringente.

Ses feuilles sont légèrement purgatives. Nous conseillons vivement aux personnes atteintes de la goutte ou de rhumatismes d'en boire une tasse après chaque repas avec quelques feuilles de menthe: 30 grammes de feuilles de frêne et trois ou quatre feuilles de menthe en infusion dans un litre d'eau.

FUMETERRE

(Fumariacées, L.) EUMARIA OFFICINALIS.

Herbe à la jaunisse, fine terre, pisse-sang, fiel de terre.

Son infusion (50 grammes par litre d'eau) est dépurative; elle guérit, à la longue, les dartres, les croûtes de lait chez les enfants, la jaunisse et l'engorgement du foie.

On cite plusieurs centenaires qui disaient avoir pris comme seul remède, durant leur longue existence, un grand verre d'infusion de fumeterre avant le repas du soir. Pour enlever l'amertume, ajouter un morceau de sucre.

Opinion des savants: Gilibert la recommande dans toutes les maladies de la peau.

Ginel la conseille pour les dartres invétérées: pendant six mois, boire matin et soir un grand verre de fumeterre infusée dans du lait.

Rocques l'ordonne aux enfants scrofuleux.

GENÉVRIER

(Junipéracées, L.) JUNIPERUS COMMUNIS.

On en fait une boisson agréable en faisant fermenter les baies dans de l'eau, et par distillation on en fait une liqueur alcoolique très estimée dans le Nord, sous le nom de genièvre. Il ne faut pas en abuser.

Quand le système nerveux, les viscères et l'estomac sont dans une grande lassitude, on emploie les baies de genévrier comme stimulant: une poignée pour un litre d'eau en infusion: un verre ordinaire trois fois par jour à jeun.

Pour laver les vieux ulcères et en obtenir la cicatrisation, les laver avec la décoction de bois de genévrier: 50 grammes pour un litre d'eau.

Opinion des savants: Dange rapporte que l'infusion des baies de genévrier concassées dans du lait de chèvre bouillant et administrée, pendant plusieurs jours, aux malades atteints de la gravelle débarrasse les reins sans irritation, et que l'urine charrie de petits calculs mêlés à une grande quantité de sable fin.

GENTIANE JAUNE

(Gentianées, L.) GENTIANA LUTEA.

Grande gentias, gentis, gansana, quinquina du pauvre.

La racine de gentiane est tonique, stomachique, fébrifuge et vermifuge. Il faut pour cela en faire un vin dont on boit un petit verre avant chaque repas:

Racines de gentiane sèches........ 30 grammes
Eau-de-vie....................... 60   —

Laisser macérer vingt-quatre heures, ajouter un litre de vin blanc et laisser macérer 6 jours. Passer à travers un linge très fin.

Ce vin donne d'heureux résultats pour relever les forces de l'estomac après les fièvres, la goutte et la scrofule.

Opinion des savants: Malhiole vante l'infusion de racine de gentiane contre les fièvres tierces et quartes.

Boerhaeve dit que la décoction de racines de gentiane est très utile dans tous les cas de fièvres intermittentes et les vices scrofuleux.

GROSEILLER NOIR

(Grosullariées, L.) RIBES NIGRUM.

Les feuilles de groseillier noir ou cassis mélangées de la même quantité de réglisse (30 grammes de chaque pour un litre d'eau en décoction), donnent une boisson très rafraîchissante et qui pousse aux urines. Nous la conseillons volontiers dans l'hydropisie, la gravelle, les rétentions d'urine, la goutte, le rhumatisme et les inflammations de l'estomac et des intestins.

GUIMAUVE

(Malvacées, L.) ALTHAEA OFFICINALIS.
(Voir notre ouvrage complet.)

HOUBLON

(Urticées, L.) HUMULUS LUPULUS.

Les propriétés principales du houblon résident dans la poussière jaune appelée lupulin, qui se trouve au milieu des écailles des fleurs femelles formant un cône. Il faut donc ne jamais secouer cette poussière.

Le houblon entre dans la fabrication de la bière. Les fraudeurs le remplacent par la gentiane, la centaurée, l'absinthe, le buis, etc.

La décoction du houblon (40 grammes de cônes pour un litre d'eau) régénère le sang appauvri, tout en le dépurant, et rend la santé.

Trois petits verres par jour à jeun, pour les enfants lymphatiques, mous, au visage bouffi, prédisposés au scrofulisme (glande dans le cou menaçant de s'ouvrir, rachitiques, noués, vermineux, scorbutiques, etc.)

Trois verres ordinaires par jour, à jeun, pour les grandes personnes dans la convalescence, pour les maux d'estomac, les digestions lentes et pénibles.

Un verre avant de se mettre au lit procure un sommeil tranquille.

MARRUBE

Mont blanc, bon blanc, marrochemin, herbe vierge, bonhomme, marrube blanc, etc.

Cette plante a beaucoup de ressemblance avec la grande ortie.

Pour un litre d'eau, 30 grammes de feuilles et fleurs, laisser infuser 10 minutes.

Cette tisane, prise à jeun, à raison de trois à quatre verres par jour, fortifie l'estomac, excite la sécrétion des urines, active la transpiration, facilite l'expectoration des crachats, provoque l'écoulement menstruel et excite le système nerveux. On emploie cette même tisane avec succès dans les maladies du cœur et du foie.

Néanmoins, il faut en faire un usage modéré, car elle fait maigrir sensiblement.

Opinion des savants: Gilibert conseille le marrube dans les engorgements du foie, dans les suppressions des règles, dans tous les cas où les toniques sont nécessaires.

Furnari l'ordonne en infusion dans toutes les affections rhumatismales.

Forestus l'administrait en décoction contre la jaunisse.

Cazin dit que cette plante, infusée dans le vin ou la

bière, donne de bons résultats contre la gastralgie et les pertes blanches.

Bossu se servait de l'infusion du marrube pour laver les ulcères.

MAUVE

(Malvacées, L.) MALVA ou MALVA SYLVESTRIS.

Grande mauve, mauve sauvage, herbe à fromage, fromageon, etc.

La grande mauve (malva sylvestris) et la petite mauve à feuilles rondes (malva rotondifolia) ont absolument les mêmes propriétés: elles sont émollientes et très adoucissantes, et trouvent ainsi leur emploi partout où il y a de l'inflammation

Les fleurs sont très utiles dans toutes les maladies des voies respiratoires: asthmes, rhumes, toux, etc. Infusion de 15 grammes pour un litre d'eau.

Les feuilles s'emploient en cataplasmes comme émollient, on en fait aussi des lavements et des fomentations.

Pour calmer les maladies de peau et les inflammations de tout genre, on se sert, comme lavage ou application, de la tisane de feuilles ou de racines de mauve. Décoction de 30 grammes de feuilles ou de racines par litre d'eau.

Les racines doivent être fraîches, car en séchant elles perdent leurs propriétés.

Pour les vomissements du sang (hématémèse), prendre trois fois par jour, à jeun, un grand verre d'infusion de fleurs de mauve (15 grammes pour un demi-litre d'eau, laisser infuser cinq minutes et boire à jeun). Ne prendre cette infusion que pendant quatre jours, car son usage prolongé affaiblit l'estomac.

MÉLISSE

(Labiées, L.) MELISSA OFFICINALIS.

Citronelle, citronade, herbe au citron, citronne, céline, piment des abeilles, ponchirade, etc.

Les feuilles et les sommités fleuries de cette plante se préparent en infusion, 25 grammes pour un litre d'eau.

On l'emploie avec succès dans la migraine, les langueurs et les débilités de l'estomac, les spasmes, les convulsions, les maux de tête, les mauvaises digestions, les vents, les palpitations, etc.

Préparée de la manière suivante, elle est encore plus active et d'un goût plus agréable:

FORMULE DE L'EAU DE MÉLISSE (dite des Carmes):

Prendre une grande cruche en grès à large ouverture et y introduire:

Esprit-de-vin.	3	litres
Feuilles et fleurs de mélisse.	500	grammes
Racines sèches d'angéliques.	16	—
Zestes de citron.	125	—

Bien boucher la cruche et laisser macérer neuf jours en l'agitant chaque jour.

Passer ensuite à travers un tissu fin et serré en exprimant, puis remettre le liquide dans la cruche et ajouter:

Coriandre.	200	grammes
Noix muscade concassée.	40	—
Cannelle fine concassée.	4	—
Clous de girofle	2	—

Reboucher et laisser macérer huit jours en agitant

la cruche chaque jour, passer avec expression et ajouter :

. Eau de fontaine..................... 1/3 de litre

Laisser reposer vingt-quatre heures, filtrer, mettre en bouteilles et bien boucher.

Cette eau de mélisse s'emploie en petits verres pour l'usage interne dans tous les cas cités plus haut, mais on l'emploie aussi pour l'extérieur comme vulnéraire pour les coupures, les plaies, les contusions.

Opinion des savants : Forestus faisait usage de son infusion contre les palpitations de cœur.

Simon Gauli l'employait pour la mélancolie.

Rocques conseille aux hommes studieux qui prolongent leurs veilles et qui souffrent des nerfs et de la tête l'infusion de mélisse blanche avec un peu de lait.

Cazin fait remarquer que, comme toutes les plantes excitantes, la mélisse est nuisible quand il y a chaleur, soif et irritation.

MENTHE POIVRÉE

(Labiées, L.) MENTHA PIPERITA.

Menthe anglaise, menthe sauvage, menthe pouliot, menthe à feuilles rondes, menthe crépue, menthe verte, menthe romaine, etc.

Cultivée ou à l'état sauvage, la menthe jouit des mêmes propriétés, quoique la forme et ses noms varient.

Prise en infusion (10 grammes par litre d'eau, fleurs et feuilles), la menthe est souveraine contre les mauvaises digestions, le catarrhe des muqueuses, dont elle favorise l'expectoration et empêche la formation des matières à expectorer.

On l'administre avec succès contre les palpitations, les tremblements et les vomissements nerveux. Elle est aussi vermifuge.

Elle excite très vivement aux plaisirs sensuels.

Nous la conseillons dans les règles douloureuses et difficiles qui s'accompagnent de frissons, de bâillements, de spasmes et surtout de coliques déchirantes de la matrice, car elle détermine une répartition plus égale de la chaleur, procure une douce moiteur et fait couler les règles d'une manière continue et paisible.

MILLE-FEUILLES

(Composées, L.) ACHILLEA MILLEFOLIUM.

Herbe aux charpentiers, herbe aux coupures, sourcils de Vénus, herbe à mille feuilles, herbe aux militaires, achillée, herbe andovoire, herbe aux voituriers, herbe aux cochers, saigne-nez, herbe de Saint-Jean, etc.

(Voir notre ouvrage complet.)

MILLE-PERTUIS

(Hypéricinées, L.) HYPERICUM PERFORATUM.

Herbe de la Saint-Jean, chasse-diable, herbe aux mille pertuis, herbe aux mille trous, trucheron jaune, barbe de Saint-Jean, melpertrix, verge d'or, trescalar perforé, etc.

C'est une des plantes les plus utiles.

USAGE INTERNE: les fleurs et les feuilles, en infusion, 30 grammes par litre d'eau bouillante. Un grand verre de mille-pertuis, quelques minutes avant le repas, débarrasse l'estomac de toutes les impuretés, donne appétit, facilite la digestion, supprime les vomissements, les aigreurs, les renvois, etc. Cette infusion est très utile dans les catarrhes chroniques, les rhumes et les affections pulmonaires; très utile aussi dans les catarrhes de la vessie.

USAGE EXTERNE: Faire macérer dans l'alcool les fleurs de mille-pertuis et les appliquer sur les plaies, écorchures, coupures, contusions, etc; elles calment la douleur et facilitent la guérison.

Opinion des savants: Cazin dit avoir employé avec avantage l'infusion des sommités de mille-pertuis dans les maladies des voies respiratoires. Il conseille de mêler avec cette plante, à parties égales, la racine d'aunée et le lierre terrestre.

MOUTARDE

(Crucifères, L.) SINAPIS NIGRA, SINAPIS ALBA.

Sénecé des champs, moutarde des champs, moutarde.

La moutarde noire et la moutarde blanche ont les mêmes propriétés et rendent d'immenses services.

Les graines, réduites en farine (farine de moutarde), servent pour faire des bains de pieds, des sinapismes, etc. Se servir pour cela d'eau tiède et jamais d'eau chaude ou de vinaigre. Un sinapisme ou emplâtre de farine de moutarde ne doit rester en place que 35 ou 40 minutes.

La fameuse moutarde de Dijon n'est simplement que de la farine de moutarde blanche délayée dans du verjus et aromatisée selon le goût; c'est un condiment excellent, elle facilite la digestion tout en excitant l'appétit, mais il faut en user très modérément, car l'abus occasionne de l'échauffement dans l'estomac et les intestins.

Une cuillerée à bouche de farine de moutarde dans un verre d'eau fraîche, ou mieux tiède, pris par gorgée, constitue un vomitif.

Une pincée de farine de moutarde, chaque matin, dans les chaussettes, empêche le froid aux pieds.

NOYER

(Juglandées, L.) JUGLANS ou JUGLANS REGIA.

Glan divin, gognier, gauquier, arbre du sommeil, etc.

Toutes les parties du noyer sont utiles à l'homme.

POUR GUÉRIR LES SCROFULES: 30 grammes de feuilles de noyer en infusion dans un litre d'eau, en boire trois verres par jour à jeun.

POUR LES FLUEURS BLANCHES: 50 grammes de feuilles en décoction dans un litre d'eau, en injections soir et matin.

LIQUEUR: Le brou ou écorce verte de la noix fraîche, mise dans l'eau-de-vie, constitue une liqueur stomachique assez estimée.

BAIN: Une forte décoction de feuilles de noyer dans un bain ordinaire est un précieux remède pour les personnes scrofuleuses ou atteintes de maladies nerveuses.

Parmi les nombreux traitements préconisés contre le diabète, il en est un qui donne des résultats vraiment merveilleux. Ce traitement consiste simplement à boire, matin et soir, un grand verre d'une infusion de feuilles de noyer (20 à 25 grammes pour un litre d'eau).

Les feuilles de noyer activent la digestion et la circulation du sang, augmentent l'énergie des fonctions.

Sous leur influence, les chairs deviennent plus fermes, la pâleur chlorotique fait place à une teinte rosée.

Leur action, il est vrai, est un peu lente. Il faut une vingtaine de jours au moins pour que les effets en soient sensibles.

On doit donc les conseiller non seulement dans le diabète, mais aussi dans l'anémie, etc.

ORANGER

(Hespéridées, L.) CITRUS AURANTIUM.

C'est avec des fleurs d'oranger que l'on fabrique *l'eau de fleur d'oranger* qui, prise avec de l'eau sucrée, calme les agitations nerveuses, les spasmes, la toux nerveuse sans crachats, les attaques de nerfs, les migraines, les palpitations, etc. Elle facilite la digestion, augmente l'appétit et diminue le gonflement du ventre.

Les feuilles d'oranger, prises en infusion (20 gr. pour un litre d'eau) ont les mêmes propriétés que les fleurs.

L'écorce des oranges sert à fabriquer des liqueurs amères, excitantes et fortifiantes.

BOISSON POUR LES MALADES: Avec le suc abondant que renferment les oranges, un peu d'eau et de sucre, on fait une limonade appelée orangeade, qui est très utile pour calmer la soif dans toutes les maladies inflammatoires. Elle est de beaucoup préférable à la limonade ordinaire.

Après le repas, une orange en guise de dessert, rafraîchit l'estomac et facilite la digestion.

PERSIL

(Ombellifères, Offic.) PETROSELINUM SATIVUM.

Ache, persil, sersin, persil cultivé.

(Voir le moyen de ne pas confondre le persil et la ciguë, dans notre ouvrage complet.)

Le persil sert pour l'assaisonnement de la plupart de nos aliments, dont il relève le goût et facilite la digestion.

POUR LES CONTUSIONS: Un excellent remède: bassinez (lavez doucement) trois fois par jour avec l'eau-de-vie camphrée la partie contusionnée et mettez ensuite un cataplasme de persil cuit dans du vin. Le cataplasme doit être chauffé dans le même vin où il a cuit.

MAUX DE DENTS: Le persil broyé dans le creux de la main avec un peu de sel, puis introduit dans l'oreille du côté malade, apaise les douleurs de dents.

POIREAU

(Liliacées, L.) ALLIUM PORUM.

C'est un aliment très rafraîchissant, digestif, sain, mais peu nourrissant.

Il est essentiellement diurétique. (Voir *Rétentions d'urine, maladies de la vessie, etc., dans notre ouvrage complet.*)

ONGUENT POUR LES PANARIS, TUMEURS, ABCÈS, ETC.: On prend le blanc d'un gros poireau qu'on enveloppe d'un papier mouillé, et qu'on fait cuire sous les cendres pendant vingt minutes; puis il est écrasé et mélangé avec un petit morceau de graisse de porc. On applique ce mélange en guise de cataplasme sur le mal et on le renouvelle toutes les six heures jusqu'à suppuration complète.

POMME DE TERRE

(Solanées, C.) SOLANUM TUBEROSUM.

l'armentière, morelle tubéreuse, patate, etc.

La pomme de terre occupe un des premiers rangs parmi les substances alimentaires. Elle est d'une digestion facile et d'un emploi très salubre.

En médecine, elle n'est guère employée que sous forme de fécule, farine que l'on retire de son suc, pour faire des soupes légères et digestives et des cataplasmes, ou pour saupoudrer les excoriations des enfants et des personnes trop grasses.

Pour le scorbut, quelques rondelles de pommes de terre mangées crues préviennent très bien cette grave maladie ou en font disparaître les premiers symptômes.

La pomme de terre râpée et appliquée comme cataplasme sur les brûlures légères en calme rapidement la douleur.

POMMIER

(Rosacées, L.) PYRUS MALUS.

Les pommes, ainsi que le suc qu'on en exprime (le cidre) jouissent à un haut degré de propriétés nourrissantes, tempérantes, rafraîchissantes, émollientes et légèrement laxatives.

Quand un malade est atteint d'inflammation, surtout du poumon ou des intestins, on lui fait boire de la tisane de pommes reinettes: on les coupe, pour cela par quartiers, et on en fait bouillir deux ou trois dans un litre d'eau, avec un peu de réglisse pendant dix minutes.

Le cidre qu'on retire de la pomme peut remplacer le vin dans beaucoup de préparations, par exemple pour le vin d'absinthe, pour le vin de gentiane, etc. (Voir notre ouvrage complet.)

Le cidre constitue une boisson très agréable et fort salutaire, ainsi qu'on peut s'en assurer par la beauté, la force et la vigueur des Normands, des Bretons et des habitants de la Biscaye (Espagne), qui en font leur boisson ordinaire.

L'écorce du pommier en décoction (80 grammes

pour un litre d'eau) peut remplacer, dans les fièvres, le sulfate de quinine.

On a remarqué que le cidre naturel préserve des maladies calculeuses (pierre, gravelle, etc.).

PROPRIÉTÉS DE LA POMME

La pomme est excellente pour le cerveau, parce qu'elle contient plus d'acide phosphorique sous une forme aisément digérée que les autres fruits. Elle excite l'action du foie, procure un bon sommeil profond et désinfecte complètement la bouche. De plus, la pomme prévient l'indigestion et a des propriétés reconnues contre les maladies de la gorge.

Il est salutaire de manger des pommes au moment de se mettre au lit. Elles ne causeront aucun mal, même aux personnes les plus délicates, à condition, bien entendu, qu'elles soient mûres et juteuses.

PULMONAIRE

(Borraginées, L.) PULMONARIA.

Herbe aux poumons, herbe au cœur, herbe au lait de Notre-Dame, sauge de Jérusalem, pulmonaire des Français, herbe de lac, palmouns, etc.

(Voir notre ouvrage complet.)

ROMARIN OFFICINAL

(Labiées, L.) ROSMARINUS OFFICINALIS.

Romarin commun, ensencier, herbe aux couronnes, rose marine, romarin des troubadours, etc.

Il est très excitant comme la menthe, la mélisse et la sauge.

On l'emploie dans l'asthme, les catarrhes chroniques, les vomissements nerveux; infusion 15 grammes par litre d'eau.

Pour les entorses et les gonflements des jointures, faire cuire les feuilles de romarin dans du vin et puis appliquer le tout en guise d'emplâtre sur le mal; renouveler toutes les trois heures.

Opinion des savants: Rocques conseille l'infusion de romarin contre les maladies de l'estomac et le manque d'appétit.

Forestus ordonne la décoction de cette plante comme bain fortifiant pour les enfants faibles.

SALSEPAREILLE

(Smilacées, L.) SALSAPARILLA ou SMILAX SPERA.

La racine seule est employée. Elle nous vient du Brésil et du Mexique; néanmoins, celle que l'on trouve dans le Midi est également bonne quoique moins forte.

On doit la préparer en décoction et faire bouillir jusqu'à réduction de moitié (70 grammes par litre d'eau). C'est un dépuratif très recommandé pour tous les vices du sang et surtout dans la syphilis. (Voir *Vices du sang* et notre ouvrage complet.)

SAUGE OFFICINALE

(Labiées, L.) SALVIA OFFICINALIS.

Sauge, salle, herbe sacrée, thé sacré, sauge franche, thé de la Grèce, thé de sals, thé de France, sauge des prés, etc.

La décoction de sauge (60 grammes pour un litre d'eau) prise à l'intérieur jouit de propriétés analogues à celle de la menthe: elle excite de la chaleur à l'estomac, facilite la digestion, fait circuler le sang plus vite, en un mot, elle augmente l'énergie de toutes les fonctions du corps. Prise en guise de thé après le repas, elle facilite la digestion et ranime l'action de l'estomac (40 grammes par litre d'eau).

A l'extérieur, la décoction de sauge (100 grammes pour un litre d'eau) guérit toutes les maladies de peau : dartres, eczémas, boutons, démangeaisons, rogne, teigne, pelade, etc. (Voir *Cheveux.*)

Les Chinois et les Japonais préfèrent la sauge au thé.

Infusée dans du vin blanc, elle lui donne un goût de muscat et le rend plus enivrant.

Opinion des savants: Cazin assure que l'infusion des feuilles de sauge lui a toujours réussi pour diminuer les sueurs nocturnes. Il dit aussi l'avoir employée avec succès pour faire disparaître la diarrhée des enfants à la mamelle. Trousseau et Pidoux affirment avoir vu plusieurs fois les ulcères des jambes se fermer, se couvrir d'un tissu cutané nouveau, par l'application de compresses imbibées dans du vin cuit avec des feuilles de sauge et du miel.

SAUGE DES PRÉS

(Labiées, L.) SALVIA PRATENSIS.

Ses propriétés sont les mêmes que la précédente, mais il faut avoir soin d'augmenter un peu la dose.

SERPOLET

(Labiées, L.) THYMUS SERPYLUM.

Thym sauvage, poleur, poulieu, pouliel, poliel, pilolet, serpoulet.

La poudre de serpolet introduite dans le nez arrête les hémorrhagies nasales.

En bains, il est très utile dans les maladies de la peau et dans l'épuisement du sang causé par des plaisirs énervants.

Son infusion (15 grammes par litre d'eau) est excitante et fortifiante (voir *Maux d'estomac*). Un verre avant le repas donne de l'appétit, un verre après le repas facilite la digestion et fait disparaître les vents.

(Voir notre ouvrage complet.)

TABAC

(Solanées, L.) Nicotiana tabacum.

Nicotane, herbe à la reine, petum, herbe à tous les maux.

Le tabac est un poison. Il agit sur tout le système nerveux, il prédispose aux congestions cérébrales, fait perdre la mémoire et la vivacité de l'imagination, fait cracher en abondance, ce qui irrite l'estomac, donne une mauvaise haleine et amortit le goût et l'odorat.

Faut-il interdire la prise, la chique, le cigare, la cigarette, la pipe, etc.

Les grands savants ne sont pas d'accord à ce sujet; les uns disent: oui, il faut absolument défendre l'usage du tabac; les autres prétendent que non.

La vérité, à mon humble avis, est que l'usage modéré du tabac, sous les différentes formes où il est employé actuellement (prise, chique, cigarette, cigare, pipe, etc.), ne doit pas être défendu; l'abus seul est condamnable.

Pour moi, l'usage modéré du tabac répond à un besoin impérieux de notre nature; il nous procure des sensations agréables; il éloigne, par la sensation qu'il procure, les idées noires qui nous assiègent sans cesse, il rend la vie plus gaie, plus agréable; c'est le complément indispensable d'un bon repas, comme aussi la consolation du malheureux qui est obligé de se contenter d'un morceau de pain et d'un verre d'eau.

Aux prêcheurs de fausse morale, je dirai que pendant ma longue carrière j'ai vu des milliers de malheureux supporter plutôt la privation du pain que celle du tabac. Dans mes longs voyages, j'ai constaté que partout les hommes fument, prisent ou mâchent du tabac: sur toutes les parties du globe à toutes les latitudes, sous l'influence de tous les climats, dans tous les degrés de la civilisation, dans toutes les conditions de la vie sociale.

Conclusion: usez modérément du tabac; mais gardez-vous bien d'en abuser.

TILLEUL

(Tilliacées.) Tillia europea.

L'infusion des fleurs de tilleul est très utile dans la migraine, les vertiges, les lourdeurs de tête, les mauvaises digestions et les agacements nerveux.

Dose: 25 à 30 grammes pour un litre d'eau.

Les bains de fleurs de tilleul sont aussi très utiles pour les convulsions de petits enfants. Les employer tièdes et souvent répétés.

Les fleurs de tilleul doivent être ramassées par un beau temps et séchées à l'ombre; sans cela elles perdent toutes leurs propriétés.

Opinion des savants: Cazin dit avoir vu cesser une diarrhée chronique qui avait résisté à diverses médications par le seul usage de la décoction du tilleul employée en lavements plusieurs fois par jour.

VALÉRIANE

(Valérianées, L.) VALERIANA OFFICINALIS.

Herbe aux chats, valériane sauvage, herbe Saint-Georges.

La poudre de racine de valériane (2 à 5 grammes), mélangée avec un peu de miel, est très employée dans l'épilepsie, les spasmes d'estomac, les convulsions des enfants.

Elle guérit la polydipsie, maladie qui consiste dans une soif excessive et des urines très abondantes sans être sucrées, ce qui la distingue du diabète.

La valériane attire les chats, qui se vautrent dessus, l'arrosent de leur urine; son odeur semble les enivrer et les charmer.

Opinion des savants : Scopoli, Gilibert, Chomel, Sauvage, assurent avoir guéri plusieurs épileptiques en leur administrant de la racine de valériane.

VÉLAR-ERISYMUM

(Crucifères, L.) ERISYMUM, SISYMBRIUM OFFICINALE.

Herbe aux chantres, tortelle, sinapis, moutarde des haies, vélar alliaire, sisymbre alliaire.

(Voir notre ouvrage complet.)

VERVEINE

(Verbénacées, L.) VERBENA OFFICINALIS.

Herbe sacrée, verveine commune, herbe à tous les maux, guérit-tout, herbe du foir, herbe du sang, herbe aux sorcières etc.

Du temps des Gaulois, les prêtres druides lavaient leurs autels avant le sacrifice avec de l'infusion de fleurs de verveine (herbe sacrée); c'est pour cela qu'on lui attribue encore une infinité de propriétés qu'elle n'a pas.

Néanmoins il est certain que fraîche et pilée avec du vinaigre, ou sèche et cuite avec du vinaigre et appliquée sur un point de côté ou sur une entorse, elle en facilite beaucoup la guérison.

Elle est aussi un peu amère, aromatique et astringente.

VIGNE

(Vitacées, L.) VITIS, VITIS VINIFERA.

L'action du vin sur l'homme.

Le vin est à la fois un aliment, un excitant, un tonique.

Il présente une grande valeur nutritive, il constitue un précieux auxiliaire à l'alimentation, à condition toutefois d'être pris à dose modérée. Les excès répétés produisent l'alcoolisme. La femme boira. peu de vin. Il doit être rejeté de l'alimentation de l'enfant. Mais il convient à l'adulte et au vieillard.

Le vin blanc naturel est diurétique et convient aux estomacs faibles, car il se digère pl s facilement que le vin rouge.

Les propriétés du raisin

En la saison où le raisin abonde, veut-on savoir les curieuses applications qu'on peut faire de son jus et des différentes parties du cep, ainsi que les qualités de cet excellent fruit.

Le raisin absolument mûr convient aux personnes atteintes d'inflammation, comme la gastrite, etc.; de plus, le moût est un laxatif.

Les pépins triturés jouissent d'une réputation populaire contre la dyssenterie et les vomissements de sang. Les cendres du cep sont diurétiques. On obtient un remède radical contre les hémorrhagies rebelles avec les feuilles de vigne séchées à l'ombre et réduites en poudre. Des jeunes sarments s'écoule un suc bon pour guérir l'inflammation des yeux. Le raisin sec, excellent pectoral, est d'une grande utilité dans les affections de poitrine. ·

Le vin rouge constitue un fortifiant précieux et le blanc un apéritif tonique. Enfin le vinaigre, produit par la fermentation du vin, s'administre intérieurement en petites doses comme rafraîchissant, et extérieurement pour bains de pieds, brûlures légères et gargarismes dans les maux de gorge.

Que de choses utiles nous a donc léguées Noé, lorsqu'il eut l'heureuse idée de cultiver la première vigne !

NOTA

Pour l'explication de toutes les plantes dont il n'est pas question ici, voir notre ouvrage complet. Prix, **1** *fr.* **75** *franco par la poste (au lieu de* **3** *fr.* **50***) à titre Humanitaire.* — *Adresser lettres et mandats ou timbres à* **MM. Féron et Beauvillard,** 21, *rue de Lyon, et* 32, *rue Crémieux, à Paris.* — *Téléphone nº* **928-49.**

QUATRIÈME PARTIE

MALADIES & REMÈDES

*AVIS. — Nous p. 'ons nos lecteurs qui veulent se rensei-
gner sur une maladie de voir la table des matières et de
lire attentivement toutes les pages qui leur sont indiquées
après le nom de la maladie.*

*Exemple : Vous êtes atteint de la maladie B... ; à la
table des matières vous voyez B..., 3, 15, 40, 80 ; cela
signifie qu'il est question de cette maladie aux pages 3, 15,
40, 80 et que pour être complètement renseigné vous devez
voir ces quatre pages.*

Pour chaque malade, nous donnons d'abord le traitement ordinaire que l'on peut suivre en se servant
des plantes que l'on a sous la main ou que l'on
peut se procurer chez MM. les pharmaciens et her-
boristes. Nous ajoutons ensuite *notre traitement spécial*, c'est-à-dire que, quand le malade ne veut pas
se déranger pour acheter les herbes indiquées, nous
les lui fournissons en boîtes ou même préparées.

· Toutes nos tisanes sont vendues en nature, c'est-à-
dire que nous envoyons les plantes sèches mélangées dans les proportions voulues avec les instruc-
tions nécessaires pour que nos clients puissent préparer eux-mêmes leurs tisanes, leurs infusions, leurs
décoctions, etc.

Ainsi ils sont certains de ne pas se traiter avec
de l'eau trouble, mais avec des herbes, et ils peuvent préparer chaque jour la quantité de tisane ordonnée, afin de l'avoir toujours fraîche et possédant
toutes les qualités nécessaires pour combattre le mal.

C'est ce qui, sans flatterie aucune, explique l'immense succès de notre traitement dans tous les cas et partout.

Chez nous, pas de drogues, pas de panacées universelles; c'est la Nature qui a repris ses droits; ce sont des herbes que l'on vous donne; elles sont visibles, elles sont palpables.

Tout notre mérite consiste à vous donner les plantes qui ont pour mission providentielle de guérir votre maladie.

Si, après avoir lu attentivement ce petit livre, il vous restait le moindre doute sur votre cas, écrivez-nous longuement; nous serons heureux de vous renseigner, et cela à titre absolument gracieux, ou demandez notre ouvrage complet.

AVIS TRÈS IMPORTANT

Tous nos produits étant d'une efficacité absolument certaine, de nombreuses imitations et contrefaçons existent déjà. Nous prions donc les personnes soucieuses de leur santé de bien vérifier notre marque avant d'acheter, car les produits de nos imitateurs et contrefacteurs sont toujours nuls comme efficacité et même souvent dangereux.

ABEILLES (Piqûres d'), VIPÈRES (Morsures de)
PIQURES ET MORSURES DES VIPÈRES, ABEILLES, FRELONS
TAONS, MOUCHES CHARBONNEUSES, ARAIGNÉES, ETC.

Les piqûres que font les abeilles avec le dard qu'elles ont à la queue et qui inocule un venin assez irritant peuvent devenir fort gênantes et mêmes mortelles.

La vipère fait une double piqûre par percussion, en implantant dans les tissus les deux crochets à venin de sa mâchoire supérieure. Ces deux dents, très développées, sont percées d'une .xtrémité à l'autre d'un fin canal qui communique avec les glandes à venin. Ces crochets sont mobiles et se redressent au moment où le reptile exécute son agression.

TRAITEMENT. — Pour les piqûres venimeuses en général, commencer par extraire de la plaie le dard, aiguillon ou crochet, en tordant la peau qu'on saisit dans toute son épaisseur et d'où l'on fait jaillir l'aiguillon ou dard comme un noyau de cerise pressé en deux doigts. Puis pratiquer une forte succion, si possible.

Employer ensuite l'une des recettes suivantes: couper une tête de poreau (ou poireau) en deux, frotter vivement sur la partie piquée pendant une minute. L'acide du poireau décompose le venin, qui est absorbé et ne peut pas se mélanger au sang. Ainsi, il ne se produit pas d'enflure et la douleur cesse au bout de quelques minutes.

D'autres se contentent de prendre un gros morceau de sel de cuisine, de le mouiller avec de la salive et de l'appliquer sur la plaie.

D'autres enfin prétendent qu'il vaut mieux verser une poignée de sel de cuisine dans une très petite quantité d'eau, de façon à obtenir une bouillie que l'on fait fondre et que l'on applique, le plus vite possible, sur la piqûre.

Si c'est dans la bouche que l'on a été piqué, on se gargarise avec de l'eau fortement salée. En peu de temps, le gonflement diminue et tout danger cesse, la guérison est radicale en quelques heures.

Nos ancêtres employaient, avec beaucoup de succès, soit les feuilles de bardane, soit les feuilles de grand plantain; avec ces feuilles vertes, ils frottaient vivement sur la piqûre: en cinq minutes la guérison était complète. Malheureusement on a oublié la légende qui raconte: les feuilles de plantain et de bardane sortent de la terre au même moment que les vipères et insectes dangereux; le crapaud se battant en duel avec la vipère recommence le combat après s'être frotté sur les feuilles de plantain ou de bardane.

Encore à l'heure actuelle, dans certaines régions, on se sert uniquement d'une tête d'ail ou d'oignon pour frotter sur la piqûre et la guérir.

Notre Calme-Douleurs japonais réussit très bien aussi. Son prix est de 2 fr. 75, port compris.

Quand l'enflure est déjà produite, c'est-à-dire quand le venin est mélangé au sang, voici ce que l'on doit faire aussi bien pour les personnes que pour les animaux:

Dans deux litres d'eau, faites bouillir deux grosses poignées de la deuxième écorce de frêne jusqu'à réduction de moitié, passer la tisane; en donner un litre à boire à la personne ou à l'animal mordu et se servir de l'autre litre pour laver légèrement, mais sans discontinuer, la partie qui est enflée et la plaie. Dans moins de deux heures, la guérison est radicale.

Dans quelques régions de la France où ce remède est ignoré, on se sert d'un gros morceau de saindoux pour frictionner la partie enflée et la plaie; puis, après cinq minutes on frictionne pendant au moins trente minutes avec deux grosses poignées de ronces. Ce remède est aussi très bon.

AGE CRITIQUE

L'âge critique ou retour d'âge est la suppression naturelle des règles qui se produit vers 45 ans; mais cette date peut varier, suivant les climats et mille autres circonstances.

Les femmes redoutent, en général, cette période de leur existence, parce que, pour beaucoup d'elles, c'est le point de départ de maladies très graves. On ne saurait donc trop recommander aux personnes qui approchent de cet âge de bien surveiller leur santé.

Néanmoins, il ne faut rien exagérer; les femmes qui mènent une vie régulière, qui évitent les émotions vives, la constipation; surtout celles qui sont saines, traversent cette période sans aucun accident.

TRAITEMENT ORDINAIRE. — Quand elles comprennent que le moment approche, elles doivent éviter les fatigues excessives, prendre de légers purgatifs, des tisanes de sauge, de menthe, de tilleul, de feuilles d'orangers, etc.

Si les pertes sont trop abondantes, voir *Anémie*, page 91.

TRAITEMENT SPÉCIAL. — Nous conseillons vivement l'usage du *Thé des Chartreux* une fois par semaine, après le repas du soir. Voir pour cela l'instruction qui accompagne la boîte.

Après chaque repas, pendant aussi longtemps qu'on le jugera à propos, boire une tasse de *Thé Peyronnet*.

Prix de chaque boîte, avec instruction, 2 fr. 50; franco, 2 fr. 75.

ALCOOLISME

L'alcool, voilà l'ennemi!

L'alcool fait plus de victimes que toutes les épidémies réunies, il ruine les familles et nous prépare des générations d'enfants rachitiques et scrofuleux. Il est le principal pourvoyeur des asiles d'aliénés, des hôpitaux, des prisons. Il n'étanche pas la soif, il la donne; il ne réchauffe pas, il ne nourrit pas, il ne fortifie pas, il tue. *Guerre à l'alcool.*

Voici une instructive statistique sur les effets de l'alcool:

Sur cent détenus pour assassinat, combien compte-t-on d'alcooliques? Réponse: Cinquante-trois.

Sur cent condamnés pour viol, outrage public à la pudeur, combien compte-t-on d'alcooliques? Cinquante-trois.

Sur cent détenus pour incendie volontaire, combien compte-t-on d'alcooliques? Cinquante-sept.

Sur cent condamnés pour mendicité, vagabondage, combien compte-t-on d'alcooliques? Soixante-dix.

Sur cent condamnés pour coups et blessures, violences, brutalités? Quatre-vingt-dix.

Ces chiffres ont été fournis par les greffiers de plusieurs prisons.

BELLE PENSÉE DE LAMENNAIS. — Savez-vous ce que boit cet homme dans ce verre qui vacille en sa main tremblante d'ivresse? — Il boit les larmes, le sang, la vie de sa femme et de ses enfants.

IVRESSE. — L'ivresse est une dégradation morale qui ravale l'homme au-dessous de la bête; celui qui boit avec excès et qui se met dans cet état s'expose au mépris public; il perd l'estime et la confiance des honnêtes gens. Honte à celui qui s'avilit de la sorte; la société le repousse et la maladie lui tend les bras.

Il peut arriver néanmoins, par extraordinaire, quand on se trouve à quelque repas copieux, où quelques verres de bière sont bus pendant la digestion, que l'homme sobre soit surpris par la boisson et tombe dans cet état malheureux.

Pour y remédier, il faut vomir immédiatement en mettant les doigts au gosier et prendre ensuite un bol de thé ou de camomille. Si cela ne suffit pas, il faut boire un verre d'eau sucrée dans laquelle on verse une cuillerée à café d'eau sédative très forte.

On est soulagé ordinairement en quelques minutes en buvant un grand verre de café très fort non sucré, mais au contraire salé.

IVROGNERIE CHRONIQUE. — L'ivrognerie chronique amène les plus tristes résultats dans l'organisme. L'alcool absorbé journellement et en trop grande quantité altère pour ainsi dire tous les organes: l'estomac digère mal, il y a des pituites le matin, le foie devient malade, les mains tremblent, l'intelligence diminue, le caractère s'aigrit et devient violent. L'ivrogne a le visage couperosé et le nez d'un rouge caractéristique. Il peut être pris de *delirium tremens*, espèce de manie aiguë durant laquelle le malade, fou furieux très violent, ayant aux mains et aux pieds un tremblement très accusé et caractéristique, a des hallucinations terrifiantes.

Il voit des animaux noirs, des rats qui veulent le mordre, etc., il est couvert de sueur.

A la longue, le malade plongé dans un abrutissement complet, finit par être dément. Les moindres plaies, les inflammations les plus bénignes deviennent graves chez l'ivrogne et tournent facilement à la gangrène.

LA PROGRESSION ALCOOLIQUE. — Pour dégoûter les alcooliques et les candidats à l'alcoolisme de leur funeste entraînement, M. Joseph de Pietra Santa dans le *Journal d'Hygiène*, rappelant le compétent avis de sir W. Richardson, fait un saisissant tableau résumé de l'action désastreuse que l'alcool de mauvaise qualité exerce sur le système nerveux. Affaiblissement physique d'abord, altération morale ensuite. Tel est le résultat inévitable.

Voici les quatre périodes de l'ivrognerie:

1º *Excitation*. — Le sang afflue de façon anormale à travers les vaisseaux capillaires: les nerfs moteurs sont comme paralysés et n'offrent plus qu'un frein insuffisant. On se trouve sous l'influence d'une hilarité particulière; le corps n'est pas encore touché, mais l'esprit est moins actif. On est comme abasourdi et l'hébétement commence.

2º *Débilité musculaire*. — L'alcool est pris en plus grande quantité; le système nerveux commence à s'affecter sérieusement: les lèvres inférieures s'affaissent, la langue s'empâte, les extrémités inférieures sont moins stables, les mains sont moins solides. Les muscles de la face prennent un stigmate caractéristique analogue aux premiers symptômes de l'idiotisme.

3º *Débilité mentale*. — Le cerveau est à son tour frappé; le chaos commence à se faire dans la cervelle, les idées deviennent moins nettes et se troublent, la langue ne répond plus à la volonté et ne peut plus exprimer la pensée. L'intelligence s'atrophie, les habitudes que nous tenons de l'éducation s'émoussent et disparaissent, les instincts animaux se réveillent.

4° *Inconscience.* — Les sensations disparaissent, l'excitation particulière que le cerveau reçoit des nerfs n'existe plus, les cordons cérébraux sont sous la complète domination narcotique de l'alcool; tout l'organisme est comme suspendu: on est ivre mort.

Avis à ceux qui croient, selon les aimables refrains des chansons bachiques, qu'une nuit d'orgie pour eux n'est qu'un jeu. Très mauvais jeu!

ANÉMIE

L'anémie est une maladie dans laquelle la masse du sang tend à diminuer ou à se décolorer; aussi dit-on vulgairement que les personnes atteintes de cette maladie sont *pauvres de sang.*

Le sujet est pâle, languissant, sans énergie morale; il souffre fréquemment de la tête et de la fièvre.

TRAITEMENT ORDINAIRE. — Le traitement qui réussit le mieux dans ce cas est le suivant: se laver à l'eau froide salée, tous les matins, et s'essuyer ensuite fortement jusqu'à faire rougir la peau. Prendre trois fois par jour avant chaque repas, une cuillerée à bouche de *Liqueur Péruvienne* (prix, 3 francs; franco, 3 fr. 75), manger de bons potages faits avec du filet de bœuf, de vieilles volailles ou encore du mouton, boire du vin généreux avec le bouillon de soupe, si l'on peut le supporter; dans le cas contraire, on mêlera de l'eau ferrée avec le vin (cette eau ferrée se prépare en mettant de vieux clous rouillés avec de l'eau de fontaine); manger des viandes grillées ou rôties et prendre à chaque repas une tasse de café de première qualité; faire de longues promenades au grand air, dans les bois ou sur les coteaux et s'essuyer au retour ou changer de linge si la transpiration est abondante.

Comme dans cette situation les organes sont faibles et s'engorgent trop facilement, il faut prendre un faible purgatif tous les trois jours, deux ou trois grammes de rhubarbe, selon la force ou l'âge du sujet.

Mieux vaut encore une tasse de *Thé des Chartreux* le soir (voir page 17).

Pour les personnes qui peuvent dépenser quelque argent:

TRAITEMENT SPÉCIAL. — Nous leur conseillons vivement les *Dragées Toniques*, prix de la boîte: 3 francs dans nos bureaux, franco par la poste, 3 fr. 25, ou encore le mélange de Plantes toniques, prix de la boîte de plantes pour faire deux litres: 2 fr. 50 dans nos bureaux et 2 fr. 75 franco par la poste.

APPÉTIT

Le manque d'appétit, quand il ne provient pas d'une fatigue excessive, est ordinairement le précurseur d'une affection quelconque.

TRAITEMENT ORDINAIRE. — Pour ramener l'appétit, il suffit bien souvent de faire des exercices au grand air et de se procurer des distractions.

Toutes les plantes aromatiques stimulent l'appétit: le serpolet, le thym, l'anis, l'hysope, la menthe, la camomille, la lavande, la mélisse, etc. Une tasse avant le repas.

TRAITEMENT SPÉCIAL. — Nous croyons rendre un véritable service à nos lecteurs en leur recommandant *le Thé Peyronnel*, uniquement composé de plantes bien choisies, séchées avec le plus grand soin; on peut le préparer à volonté comme une tisane ordinaire. Non seulement il stimule l'appétit, mais il débarrasse bien vite l'estomac de toutes ses impuretés.

Prix de la boîte de plantes pour faire soi-même deux litres de vin apéritif: 2 fr. 50 dans nos bureaux, 2 fr. 75 franco par la poste.

ASPHYXIE

PREMIERS SOINS A DONNER AUX ASPHYXIÉS EN ATTENDANT L'ARRIVÉE DU MÉDECIN. — On appelle *asphyxie* la suspension des phénomènes de la respiration et les troubles qui en sont la conséquence.

L'asphyxie se produit toutes les fois que l'air ne peut pénétrer dans les poumons en quantité suffisante et à l'état de pureté nécessaire. Nous citerons comme variétés d'asphyxie:

1º L'asphyxie par l'air vicié et les gaz délétères;
2º L'asphyxie par submersion (noyé);
3º L'asphyxie par strangulation (pendu).

Nous indiquerons d'abord les soins qui conviennent à tous

les asphyxiés en général, nous passerons ensuite en revue ceux qui concernent particulièrement l'un et l'autre genre d'asphyxie.

Lorsqu'on se trouve en présence d'un asphyxié, on doit faire (en attendant le médecin) les tentatives nécessaires pour établir la respiration, et cela, alors que tout espoir semble perdu.

Voici comment il convient de procéder:

1° *Donner au patient la position convenable.* - On déshabille promptement l'asphyxié, on coupe au besoin ses vêtements avec des ciseaux, puis il est placé sur un lit, la tête un peu inclinée en arrière, les épaules légèrement élevées au moyen d'un traversin qu'on a passé dessous; enfin on jette sur lui une couverture.

2° *Faciliter l'accès de l'air dans les poumons.* — La bouche devra être ouverte; si les dents sont serrées, on essaiera de les desserrer avec un morceau de bois; on maintiendra ensuite les mâchoires écartées avec un bouchon; cela fait, on débarrassera au moyen d'une plume la bouche, les narines et la gorge des mucosités et de l'écume qui pourraient s'y trouver. La langue sera maintenue en avant, car autrement elle pourrait gêner l'accès de l'air; on l'attire avec les doigts recouverts d'un mouchoir.

3° *Ramener la chaleur par des frictions et exciter la respiration.* - On fera des frictions sur le corps avec des linges chauds ou imbibés d'alcool camphré, eau de mélisse, vinaigre aromatique.

Si ces premiers soins restent sans succès, il faut *sans trop attendre*, avoir recours à la respiration artificielle.

4° *Respiration artificielle.* — Elle peut être pratiquée de différentes façons; nous signalons les deux principales:

a) *Insufflation d'air de bouche à bouche.* — On applique la bouche sur celle du malade, dont on serre le nez, et on souffle fortement; on se retire pour laisser sortir l'air introduit et on renouvelle l'opération à différentes reprises (cette insufflation peut encore se faire au moyen d'un soufflet).

b) *Respiration artificielle d'après le procédé Sylvestre* (procédé le plus simple et le plus pratique). — L'opérateur, placé derrière la tête de l'asphyxié, saisit les bras du patient ainsi pendant deux secondes (on élargit ainsi la cavité de la poitrine et on y appelle l'air). Il abaisse ensuite les deux bras le long du corps et il les presse pendant deux secondes contre les côtes de la poitrine (diminution de la capacité de la poitrine pour faire ressortir l'air aspiré). On répète ensuite ces mouvements, qui doivent être continués longtemps *avec persévérance*. Ajoutons que la respiration artificielle doit être pratiquée *aussitôt que possible*.

Pendant que l'un des assistants pratiquera la respiration artificielle, les autres personnes présentes essaieront de ramener la chaleur par les moyens indiqués plus haut.

Les soins qui précèdent s'appliquent à tous les asphyxiés en général; voici ceux qui concernent plus particulièrement l'un ou l'autre genre d'asphyxie.

ASPHYXIE PAR L'AIR VICIÉ (charbon etc.). — Lorsqu'un cas d'asphyxie par le charbon s'est produit, le premier soin doit être d'aérer la pièce en ouvrant toutes grandes les portes et les fenêtres; le malade sera placé sur son lit et on lui prodiguera tous les secours indiqués plus haut (exposition au grand air, frictions, respiration artificielle), flagellation avec une serviette trempée dans de l'eau fraîche; passez sous le nez une compresse imbibée de vinaigre aromatique.

Afin de prévenir autant que possible les asphyxies par le charbon, qui sont assez fréquentes, rappelons que toutes les fois qu'on fera brûler du charbon dans une pièce, le fourneau doit être placé de façon que les gaz produits par la combustion puissent s'échapper au dehors.

ASPHYXIE PAR SUBMERSION (noyés). — Débarrasser rapidement le noyé de ses vêtements, le transporter s'il est possible sur un lit et l'essuyer avec des linges chauds. Le noyé sera couché sur le dos et légèrement incliné du côté droit: on débarrassera la bouche des mucosités au moyen d'une plume, et pendant que les aides essaieront de ramener la chaleur par les moyens indiqués plus haut, une autre personne pratiquera la respiration artificielle. S'il s'écoule de l'eau par la bouche, pencher légèrement la tête du malade pour faciliter la sortie de l'eau absorbée, *mais ne jamais suspendre le malade par les pieds*. Ces soins doivent être continués avec persévérance et tentés alors même que le noyé aurait séjourné plusieurs heures sous l'eau; on a vu des noyés revenir à la vie après plusieurs heures d'insensibilité.

ASPHYXIE PAR STRANGULATION (pendu). — Il faut immédiatement couper le lien passé autour du cou en soutenant le corps: puis on le débarrasse de tout ce qui pourrait gêner la circulation et la respiration. On couche le patient sur un lit, la tête un peu élevée et on lui donne les soins généraux pour ramener, si possible, la chaleur et la respiration.

ASTHME

Affection qui, généralement, n'offre pas de gravité, mais fait bien souffrir; elle est caractérisée par des accès d'oppression, surtout la nuit, survenant brusquement; par le besoin d'air, l'obligation de s'asseoir, de quitter le lit, d'ouvrir la fenêtre, de s'arc-bouter pour respirer, enfin par la toux et l'expectoration indiquant la fin de l'accès.

Traitement ordinaire. — Ouvrir largement les fenêtres de la chambre (sans courant d'air) et appliquer des sinapismes aux membres inférieurs.

Quand les accès sont chroniques, le malade se trouvera bien : 1° en débarrassant son estomac et ses intestins par de fréquents purgatifs ; 2° de prendre le soir en se couchant une tasse de tisane d'hysope, ou de lierre terrestre, ou de feuilles d'oranger, ou de mélisse, ou d'aigremoine avec du miel. Évitez les changements brusques de température ; évitez l'humidité.

Traitement spécial. — Si les moyens le permettent, faire usage de *Salsepareille Composée* et de *Bonbons des Chartreux.*

La *Salsepareille Composée* réussit à merveille pour combattre les accès d'asthme les plus violents. Le flacon vaut 4 fr. 50. Franco en gare, 5 fr. 25. Les *Bonbons des Chartreux* s'envoient par poste contre 1 fr. 20.

Nous ne saurions trop recommander également à toutes les personnes qui souffrent des voies respiratoires de faire l'essai du *Mélange pulmonaire.* Prix de la boîte de plantes nécessaires pour quinze jours: 2 fr. 50 dans nos bureaux, 2 fr. 75 *franco* par la poste.

BILE

La bile est un liquide jaune, amer, sécrété par le foie; elle arrive par le moyen des canaux, dans l'estomac, afin de se mêler aux aliments pour aider à leur transformation nutritive. Souvent elle se trouve en si grande abondance qu'on en rend par le haut et par le bas; il se produit aussi quelquefois une de ces débâcles qui épouvantent à tort le malade. Lorsque la mauvaise bile ne peut être ainsi rendue, et qu'elle séjourne trop longtemps dans l'estomac, elle cause des dérangements sérieux qu'il faut faire disparaître. (Voir *Estomac*, page 103.)

Traitement ordinaire. — Boire des tisanes de serpolet, de marrube, mille-pertuis, etc., et se purger.

Traitement spécial. — Contre la bile, le *Thé des Chartreux* donne de très bons résultats; il en est de même du *Thé Peyronnet*, dont l'efficacité est absolument certaine. Chaque boîte est vendue dans nos bureaux, 2 fr. 50; *franco* par la poste, 2 fr. 75.

BRONCHITES, RHUMES

Ces affections paraissent bénignes; au début on n'a pas toujours recours au médecin pour les soigner, c'est un tort: dans tous les cas, il importe de ne pas les négliger tout à fait, quelque fort de tempérament que l'on paraisse.

Traitement ordinaire. — Dès qu'un malade tousse, avec malaise général, tête plus ou moins prise de rhume de cerveau, il faut le tenir au chaud, au lit s'il se peut, lui donner des tisanes chaudes (mauve, guimauve, violettes, quatre fleurs) sucrées avec du miel. Nourriture légère, éviter les refroidissements, chasser les tracas.

On peut aussi faire bouillir dans deux litres d'eau, pendant 5 à 6 minutes, une bonne poignée d'aigremoine; en boire un grand verre le matin au saut du lit, un autre après le repas de midi et un troisième après le repas du soir. La tisane doit être tiède et sucrée au miel.

Traitement spécial. — *Les Bonbons des Chartreux* ayant pour but surtout de guérir les rhumes, nous ne saurions trop en recommander vivement l'usage. Prix dans nos bureaux, 1 franc la boîte; *franco* par la poste, 1 fr. 20.

Pour prévenir et guérir les rhumes et bronchites, rien de mieux, jusqu'à ce jour, que le *Mélange pulmonaire Peyronnet*. Composé de plantes bien mondées et séchées par un procédé spécial, il facilite l'expectoration, calme et guérit la toux, tout en fortifiant les poumons. Prix dans nos bureaux, 2 fr. 50; *franco* par la poste, 2 fr. 75.

BRULURES

Un remède nouveau. — Le docteur Thierry, médecin à l'hôpital de la Charité, à Paris, vient de faire une précieuse découverte qui rendra de grands services.

Prenez chez un pharmacien, un droguiste ou un herboriste

pour 10 centimes d'acide picrique en sel (refuser celui en liquide), faites-le dissoudre dans un litre d'eau froide et lavez avec cette solution la partie brûlée. Toute douleur est supprimée instantanément, les plaies et les ampoules ne se forment pas et la guérison est complète en 4 à 5 jours, sans laisser de traces; seule la peau est jaunie, mais on peut faire disparaître cela en se lavant les mains avec de l'eau mélangée avec de l'acide borique.

GUÉRISON DES BRULURES PAR LE LAIT. — Lorsqu'on a été brûlé d'une manière quelconque, il faut rapidement, si on en a sous la main, plonger la partie atteinte et la tenir immergée dans du lait, ou bien, ne la pouvant baigner, la recouvrir de compresses imbibées de ce lait, jusqu'à ce que toute odeur ait cessé.

Quelle que soit la gravité de ce mal, sa guérison complète ne se fera pas longtemps attendre.

Au lieu de se servir de lait, on peut employer du pétrole ou de l'huile, mais ces deux derniers ingrédients ne donnent pas des résultats aussi rapides.

CHEVEUX (Chute des)

La chute des cheveux est un nom générique sous lequel on désigne la perte accidentelle des cheveux, prématurée ou sénile, temporaire ou durable. Souvent la chute des cheveux suit une maladie infectieuse, d'autres fois elle est provoquée par des pellicules qui sont bientôt suivies de dartres.

Pour y remédier, voir ce que nous avons déjà dit à l'article *Hygiène de la tête*, page 45.

Voir aussi page 20 l'*Eau Notre-Dame*. Tous ceux qui ont fait usage de ce produit l'ont baptisé du nom d'*Eau merveilleuse* (1).

Prix du flacon (1/4 de litre), 3 francs; franco par colis postal en gare la plus rapprochée, 3 fr. 75.

Nous expédions deux flacons franco contre mandat de 6 fr. 50.

FÉRON ET BEAUVILLARD, 21, rue de Lyon, et 32, rue Crémieux, à Paris.

---

(1) Sans rivale pour embellir, conserver et régénérer les cheveux et la barbe, elle en arrête la chute. Elle détruit les pellicules et régénère même les cheveux dont l'état est désespéré

CONSTIPATION

La constipation est une affection très fréquente chez les personnes qui ont des occupations sédentaires.

Les malaises causés par la constipation consistent en étourdissements, bouffées de chaleur au visage, maux de tête souvent fort violents, tendance au sommeil, etc.

La constipation a aussi son influence sur le moral, les personnes sont tristes, irritables; en somme, sans constituer une maladie, elle peut causer, malgré cela, des troubles graves dans l'organisme si on n'y remédie pas.

TRAITEMENT ORDINAIRE. — Un bon moyen pour éviter la constipation, sans prendre de médicaments, consiste à se présenter chaque jour, à des heures régulières, à la garde-robe. Le régime a aussi son importance: légumes, laitage, Si ces moyens ne suffisent pas, on arrivera facilement à régulariser les selles et à se rendre maître de la constipation en prenant chaque matin, à jeun, et cela pendant huit à dix jours, un verre de tisane de feuilles de frêne. (Voir le mot *Purgatif*.)

Pour les enfants en bas âge, le meilleur remède est simplement une cuillerée à bouche d'huile qu'on leur donne le matin à jeun.

Nous conseillons vivement aux personnes qui souffrent habituellement de la constipation de prendre tous les matins, au saut du lit, pendant cinq ou six jours de suite, un verre d'eau fraîche avec des graines de lin.

Le soir, avant de se coucher, mettre dans un verre d'eau une bonne cuillerée à bouche de graines de lin, bien couvrir le verre et, le matin, agiter fortement et avaler l'eau et les graines sans les mâcher. Résultats certains. Cesser quand on ira à la selle plus de deux fois par jour.

TRAITEMENT SPÉCIAL. — Pour les personnes qui peuvent dépenser quelques sous, nous ne saurions trop recommander les *Graines de Longue Vie* (voir Table des matières; ces graines naturelles beaucoup plus petites, plus faciles à digérer, plus agréables à prendre que les graines de lin, donnent aussi des résultats bien supérieurs, mais elles ont le défaut de coûter presque trois fois plus cher, à cause de leur rareté. Prix de la boîte: 2 fr. 50; franco, 2 fr. 75.

Beaucoup de personnes nous écrivent chaque jour pour

nous remercier de ce que, avec le *Thé des Chartreux* (voir page 17), elles se sont guéries radicalement et en peu de, jours, de la constipation la plus opiniâtre.

Nos lecteurs ont l'embarras du choix; qu'ils soient au moins persuadés que, si nous nous permettons de leur conseiller quelques *spécialités*, ce n'est pas dans un esprit de lucre, mais uniquement pour leur être utile.

DENTS

TRAITEMENT ORDINAIRE. — Un remède bien simple, et qui cependant donne de bons résultats, consiste à faire bouillir pendant 10 minutes, dans un demi-litre de vin rouge ou blanc, une bonne poignée de feuilles de lierre grimpant (à défaut de lierre, 4 ou 5 têtes de pavot), y ajouter une forte pincée de sel de cuisine, passer avec un linge et se gargariser la bouche du côté où les dents font mal, avec une cuillerée de cet élixir et cracher après quelques minutes. Cet élixir peut se conserver en bouteille.

Il arrive assez souvent que le mal de dents cesse en se gargarisant la bouche avec un verre de vinaigre bien salé.

TRAITEMENT SPÉCIAL. — Nous osons, dire, en terminant, que les personnes sujettes souvent aux maux de dents nous sauront gré de leur avoir indiqué le *Calme-Douleurs* qui sera pour elles un vrai trésor dont elles ne se sépareront plus. Prix: 2 fr. 50; franco, 2 fr. 75.

Dans l'intérêt de nos lecteurs, nous les conjurons de se méfier de tous les produits tant vantés pour les dents; beaucoup sont dangereux et très peu sont efficaces. Pour leur être utile, nous préparons avec tous les soins possibles un produit que nous garantissons: c'est la *Dentiline*, dont l'efficacité est certaine pour blanchir et guérir les dents sans aucun danger. Prix du flacon: 1 fr.; franco, 1 fr. 25.

FÉRON ET BEAUVILLARD, 21, rue de Lyon, et 32, rue Crémieux, à Paris.

DOULEURS

TRAITEMENT ORDINAIRE. — Dans une infinité de régions, on guérit les douleurs fixes localisées, telles que: lumbago (douleur dans les reins), douleur dans un genou ou sur les épaules, etc., avec des feuilles de chou que l'on fait bouillir avec du lait jusqu'à ce que le lait et le chou ne forment

qu'une marmelade que l'on étend sur un morceau de toile
ou de fanelle et que l'on applique ensuite bien chaud sur
la partie souffrante. Quand on enlève cet emplâtre au
bout de dix heures, la douleur est disparue.

Pour les douleurs rhumatismales, la goutte, etc., le meilleur moyen de les calmer de suite et de les guérir avec le
temps, consiste à faire bouillir, chaque matin, 120 grammes de racines sèches de bardane dans deux litres d'eau ou
de bière, pendant 5 minutes. On passe bien cette tisane,
on la tient au frais et, dans la journée, quand on a soif,
on en boit un verre ordinaire. Un litre au moins par jour.

TRAITEMENT SPÉCIAL. — Comme la liberté du ventre influe
beaucoup sur les douleurs, avoir soin de boire du *Thé des
Chartreux*. Voilà pour l'intérieur. Quant à l'extérieur, des
frictions matin et soir avec de l'onguent à la *Graisse
de Marmotte*, donnent des résultats merveilleux, même dans
les cas les plus rebelles et les plus désespérés.

Il faut bien remarquer que l'une ne va pas sans l'autre et
qu'il faut agir à la fois et en même temps intérieurement
et extérieurement.

FÉRON ET BEAUVILLARD, 21, rue de Lyon, et 32, rue Crémieux, à Paris.

Prix du *Thé des Chartreux*: 2 fr. 50; franco par la poste:
2 fr. 75.

Prix du pot d'*Onguent à base de Graisse de Marmotte*:
2 fr. 50; franco par la poste: 2 fr. 75.

MAUX D'ESTOMAC

TRAITEMENT ORDINAIRE. — Tous les maux d'estomac à leur
début disparaîtront en peu de jours, si vous avez soin de
prendre une infusion de serpolet au lieu de café ou de
thé. On prépare les infusions de serpolet comme le tilleul
ou le thé. Ces infusions peuvent être sucrées et on fera
même bien d'y ajouter quelques gouttes de bon rhum ou
de kirsch.

Nous ne saurions trop recommander les infusions de
pariétaire ou de fumeterre. Un verre pris le matin à jeun
fait disparaître en cinq ou six jours les biles et la pituite
ainsi que les aigreurs, et redonne l'appétit perdu.

Beaucoup de personnes, à Marseille et dans le Midi,
emploient le marrube blanc (mont blanc ou hou blanc).
On fait infuser 40 ou 50 grammes de cette plante dans un

litre d'eau et on boit un verre le matin à jeun, un à midi et un le soir, une demi-heure avant le repas.

Il ne faut boire que neuf verres de tisane, c'est-à-dire trois jours seulement de suite.

Dans tout le centre de la France, on guérit les maux d'estomac de tous genres en buvant le matin à jeun, pendant 8 à 10 jours, un gros verre de tisane de mille-pertuis. Pour cela, en faire bouillir une grosse poignée dans un litre d'eau, jusqu'à réduction à un grand verre; passer et boire froid sans sucre.

TRAITEMENT SPÉCIAL. — Vu la gravité des désordres sans nombre que les diverses maladies de l'estomac engendrent dans l'organisme humain, nous ne saurions trop recommander à nos lecteurs de se soigner dès les premiers symptômes d'un malaise.

Avant les repas, boire une cuillerée à soupe de *Liqueur Péruvienne*; après les repas, une tasse de *Thé Peyronnet*; au moins deux fois par semaine, une tasse de *Thé des Chartreux*, après le repas du soir.

Ainsi la nourriture, au lieu de fatiguer, se transforme en sang, en force et en vigueur.

Prix de chaque boîte de Thé, 2 fr. 50; franco par la poste, 2 fr. 75. — Prix de la Liqueur Péruvienne, 3 fr. — Franco, 3 fr. 75.

FÉRON ET BEAUVILLARD, 21, rue de Lyon, et 32, rue Crémieux, à Paris.

HEMORRHOIDES

Tumeurs dues à la dilatation anormale des veines au pourtour de l'anus. On les évite en allant régulièrement aux cabinets et en n'y restant pas trop longtemps. Elles donnent souvent lieu à un écoulement de sang, qui t plutôt bienfaisant, s'il n'est pas trop abondant, mais parfois, elles sont le siège de douleurs très vives. Régime sévère, pas d'excitants, bains locaux froids.

TRAITEMENT SPÉCIAL. — Nous sommes heureux d'annoncer à nos lecteurs que s'ils veulent être soulagés immédiatement et guéris en peu de jours, ils n'ont qu'à boire du *Thé des Chartreux* (prix de la boîte, 2 fr. 50; franco, 2 fr.75) et se faire des applications de notre *Pommade végétale* (prix du pot, 5 francs; franco, 5 fr. 25, avec l'instruction détaillée).

HERNIES, EFFORTS

Grosseur formée par la sortie d'un viscère hors de la cavité qui le renferme à la suite d'un effort, et par suite de la rupture des enveloppes naturelles qui le contiennent ordinairement. Le seul moyen de traitement est de porter un bandage contentif approprié, et de graisser chaque soir la hernie avec notre *Pommade herniaire*. Prix du pot, 5 francs ; franco, 5 fr. 25.

FÉRON ET BEAUVILLARD, 21, rue de Lyon, et 32, rue Crémieux, à Paris.

Maladies de la vessie, pierre, gravelle, etc.

Dans deux litres d'eau, faire bouillir pendant vingt minutes une grosse poignée de têtes de poireau (tout le blanc) avec une noix de beurre frais et une pincée de sel. En boire un grand bol tous les matins à jeun en guise de bouillon et manger, si possible, les poireaux.

Quand on a soif, dans la journée, boire quelques tasses de tisane de pariétaire.

Comme la constipation entre pour beaucoup dans cette maladie, avoir soin de combattre en même temps cette affection. (Voir pour cela ce que nous disons au mot *Constipation*.)

Ne boire et ne manger que du rafraîchissant ; éviter tout ce qui fatigue l'estomac.

La vie sédentaire est contraire à cette maladie ; faire du mouvement la plus grande partie de la journée.

Ne jamais boire de l'eau filtrant à travers des terrains calcaires et avoir soin de bien filtrer même la meilleure eau.

TRAITEMENT SPÉCIAL. — Nous conseillons aux personnes atteintes de l'une de ces affections de faire l'essai du *Mélange diurétique*, qui a la propriété de régulariser toutes les fonctions de la vessie et peut être employé avec succès dans tous les cas. Prix de la boîte d'herbes pour un traitement de huit jours, 2 fr. 50 ; franco par la poste, 2 fr. 75.

MAUX DE TÊTE

TRAITEMENT ORDINAIRE. — Les maux de tête proviennent presque toujours de l'estomac ; aussi c'est en soignant l'estomac que l'on guérit la tête. Infusion de serpolet, un

verre d'eau fraiche avec quelques gouttes de bon vinaigre, etc.

Quand le mal ne provient pas de l'estomac, on le calme
en faisant une application d'eau sédative sur le front ou
bien en partageant un citron en deux et en appliquant
une moitié sur la tempe droite et l'autre moitié sur la
gauche. On maintient le tout avec un foulard pendant dix
à douze minutes.

TRAITEMENT SPÉCIAL. — Boire une bonne tasse de *Thé digestif Peyronnet* et frictionner le front et le pourtour des
oreilles avec le *Calme-Douleurs japonais*. Prix du *Calme-
Douleurs*, 2 fr. 50; franco, 2 fr. 75. Prix du *Thé Peyronnet*,
2 fr. 50; franco, 2 fr. 75.

PURGATIFS

TRAITEMENT ORDINAIRE. — Dans presque toutes les maladies, la liberté du ventre est indispensable pour obtenir
une amélioration; se purger fait toujours du bien et jamais
do mal.

1º PURGATIF POUR LES ENFANTS (d'un mois à 15 mois):
rien de mieux que de sucrer leur lait avec du bon miel.

On peut aussi leur donner, de temps à autre, une bonne
cuillerée à bouche de bonne huile d'olive.

Un lavement d'huile de foie de morue s'ils ont des vers,
les soulage en quelques minutes; l'huile doit être légèrement tiède.

De 15 mois à 10 ans, on peut employer les mêmes purgatifs que pour les grandes personnes, en ayant soin de
proportionner la dose à l'âge.

2º POUR LES GRANDES PERSONNES. — Le meilleur de tous
les purgatifs connus, ne donnant ni tranchées, ni malaise,
ni inflammation, est le suivant: feuilles de frêne, une
bonne poignée (fraiches ou sèches, mais bien conservées);
les faire bouillir 10 minutes dans un demi-litre d'eau, passer
la tisane, boire le tout à jeun et prendre, une demi-heure
après, un bouillon d'herbes (de préférence des feuilles de
chicorée sauvage, eau et huile d'olive). Ce purgatif est
rafraîchissant et hygiénique.

AUTRE. — Trois grammes de poudre de rhubarbe délayée
dans un bol de bouillon d'herbes.

N. B. Au lieu de rhubarbe, les personnes qui peuvent
consentir un petit sacrifice auront avantage à se servir
des *Graines de Longue-Vie*. Franco par poste: 2 fr. 75.

TRAITEMENT SPÉCIAL. — Pour les personnes qui ne veulent pas perdre de temps et se déranger, nous avons préparé un mélange de plantes sous le nom de *Thé des Chartreux.* Prix, 2 fr. 50; franco, 2 fr. 75, la boîte, suffisante pour plus de dix fois, avec l'instruction détaillée.

Ce laxatif réussit toujours à débarrasser le corps de toutes les impuretés sans donner des tranchées ni produire de l'inflammation. Très agréable à boire, il peut être donné même aux enfants.

Ces plantes étant bien séchées et bien mondées, on peut les conserevr indéfiniment, à la condition de tenir la boîte bien fermée et dans un endroit sec.

FERON ET BEAUVILLARD, 21, rue de Lyon, et 32, rue Crémieux, à Paris.

TABLEAU DES POISONS

par ordre alphabétique

ET DES CONTREPOISONS QUI DOIVENT ÊTRE ADMINISTRÉS

POISONS	CONTREPOISONS
Acides	Eau magnésienne ou eau de savon en abondance.
Acide prussique	Faire des compresses d'eau chlorée.
Antimoniaux	Tannin, décoction concentrée de noix de galle, de quinquina, d'écorce de chêne.
Arsenicaux	Faire vomir, hydrate de peroxyde de fer délayé dans de l'eau sucrée, puis magnésie.
Belladone	Faire vomir, café, vin.
Brome	Légère décoction d'amidon.
Cantharides	Eau de graine de lin en quantité, bains prolongés, potions camphrées, injections mucilagineuses dans la vessie.
Champignons	Faire vomir, décoction de noix de galle, eau vinaigrée.
Chlore	Blancs d'œufs dissous dans l'eau (une dizaine).
Ciguë et Digitale	Faire vomir, café, vin.
Eau de Javel	Blancs d'œufs dissous dans l'eau (une dizaine).
Iode	Légère décoction d'amidon.
Mercuriaux	Faire vomir, eau albumineuse ou persulfure de fer hydraté qui est un antidote de la plupart des poisons métalliques.
Nitrate d'argent	Eau salée en abondance (sel marin).
Opium et ses composés, laudanum, etc	Décoction concentrée de noix de galle, puis une forte infusion de café et exercice le plus possible

Phosphore	Faire vomir ; puis magnésie calcinée en quantité.
Sels de plomb	Sulfate de potasse, de soude, de magnésie.
Sulfate de quinine	Vins généreux, café.
Sulfate de zinc	Lait en abondance.
Stramoine	Faire vomir ; café, vin.
Stryohnine	Insufflation d'air dans les poumons pour éviter l'asphyxie ; décoction de quinquina.
Vert-de-gris	Faire vomir ; eau albumineuse ou mieux persulfure de fer hydraté.

PREMIERS SECOURS CONTRE UN POISON INCONNU.

1º Pour faire évacuer le poison, on aura recours aux vomissements (émétique, ipécacuanha), qui devront être administrés le plus rapidement possible.

A défaut de vomitifs, on peut provoquer les vomissements en donnant beaucoup d'eau tiède et en enfonçant les doigts dans la bouche.

Quelquefois les vomissements ont causés par le poison, dans ce cas on le facilite par l'administration de l'eau tiède.

Lorsque l'estomac a été débarrassé par les vomitifs, on débarrassera l'intestin par un purgatif; pour cela, on donnera au malade deux ou trois cuillerées à bouche de magnésie calcinée délayée dans de l'eau sucrée, puis on administrera un lavement purgatif (lavement avec trois cuillerées à bouche de glycérine dans un demi-litre d'eau ou huile d'olive et eau).

2º Comme contrepoison, en l'absence de tout renseignement, on pourra donner du lait et de l'eau albumineuse qui se prépare de la façon suivante:

Prenez six blancs d'œufs et un litre d'eau, battez les blancs d'œufs avec une petite quantité d'eau, ajoutez le reste de l'eau. On peut encore donner de la magnésie calcinée délayée dans de l'eau sucrée.

Si on n'a pas d'œufs sous la main pour faire de l'eau albumineuse, délayer dans de l'eau ou du lait une poignée de farine et administrer au malade.

RHUMATISMES

TRAITEMENT ORDINAIRE. — Avec la recette suivante, on peut en quelques heures, soulager ceux qui sont atteints de ces maladies terribles, et en quelques jours les guérir.

Ce traitement est à suivre d'une manière très rigoureuse pendant trois jours de suite.

Le matin, au saut du lit, prendre un léger purgatif (voir *Purgatif*) et suivre les conseils donnés à ce sujet.

Vers les quatre heures du soir, se procurer un kilo de poussière de foin (graines de fourrage, cent herbes), que l'on trouve au fond des crèches des bestiaux.

Commencer à les humecter un peu avec de l'eau bouillante, puis les appliquer sur la partie souffrante et les y maintenir avec des bandelettes de toile.

Cet amalgame ainsi disposé, vous vous asseyez sur une chaise, vous posez les pieds sur un petit banc, vous couvrez bien vos jambes avec une ou deux bonnes couvertures, puis vous placez sous vos jambes un récipient d'eau bouillante que vous maintenez à l'état d'ébullition au moyen d'un réchaud quelconque.

Il faut que cette vapeur mette vos jambes en grande transpiration pendant au moins vingt minutes. Cette vapeur dissout en même temps les propriétés des plantes et les infiltre dans l'organisme par les pores.

Agir avec précaution pour ne pas se brûler.

Après l'opération, enlever les herbes, puis envelopper les parties malades avec de la laine lavée ou au moins avec de la bonne flanelle bien propre. Éviter le froid et les courants d'air. Le premier jour on est soulagé et le troisième la guérison est complète.

TRAITEMENT SPÉCIAL. — Si l'opération indiquée ci-dessus présente une trop grande difficulté pour certaines personnes; si d'autres souffrent atrocement par suite de rhumatismes particulièrement violents, ou bien encore de goutte, de sciatique, voici les meilleurs remèdes pour les débarrasser: 3 ou 4 cuillerées à soupe de *Liqueur antirhumatismale* par jour dans une tasse de tisane.

Ce flacon vaut 4 francs et 4 fr. 75 par colis postal en gare (1).

VICES DU SANG

Tout le monde sait que la base de la santé prospère et florissante repose uniquement sur la purification du sang bien faite et bien ordonnée.

Purifier le sang de toutes les aigreurs, des altérations particulières à chaque maladie, des altérations spéciales

(1) Il convient également de frictionner les parties malades avec *l'Onguent à la Graisse de Marmotte.* — Le pot vaut **2 50**. — Franco par la poste, **2.75**.
Enfin, il faut se tenir le corps libre avec le *Thé des Chartreux.*

(Voir description page 17.)

aux individus, et des altérations transmises par héritage
ou causées par l'âge, le sexe et la constitution, voilà ce
qui donne la force et la vie.

En effet, la constitution régulière, la véritable vie dé-
pendent de la force, de la richesse et de la *pureté du sang.*
Després disait à juste titre: « On transmet aux enfants,
avec la vie, un sang *faible* ou *vigoureux* dont la pureté est la
résultante du ferment vital, paternel ou maternel. »

Certes, c'est un cas très utile à noter que la transmis-
sion des parents aux enfants de l'altération du sang. En
effet, de la pureté du sang dépend la *force vitale* de l'homme
et de la femme, et de la vigueur des parents résultent la
force et la vie des enfants.

Le rhumatisme, la goutte, la gravelle, la chorée, l'épilepsie, la folie, la syphilis, passent dans le sang pour repro-
duire la phtisie, la folie, l'épilepsie, la chorée, la gravelle
et les rhumatismes, etc.

Dans toutes les maladies, il faut toujours chercher une
cause innée, congénitale ou tardive, mais cette cause, quelle
qu'elle soit, a toujours sa base dans le sang.

Aussi est-il nécessaire à chacun de comprendre que, pour
guérir, il faut chasser le mauvais sang, la corruption des
humeurs, la bile, les acides qui sont la cause de la mort
et que nous portons en nous sans le savoir.

Que de malades à sauver, s'ils voulaient nous écouter,
saisir le moment opportun pour guérir et quitter certains
de ces traitements, de peu ou de nulle efficacité, qui durent
des mois et des années et dont les résultats consistent à
jeter les malades dans la consomption et à les guider vers
la tombe!

Puissent les personnes maladives, faibles ou délicates
qui ont épuisé tous les moyens de guérison, nous écouter
et suivre le traitement dépuratif! Ainsi elles chasseront
le germe destructeur, la cause des maux dont elles souffrent.

Sans affaiblir et sans avoir besoin de droguer leur estomac, elles arrivent en peu de temps à l'état de santé le
plus prospère et le plus florissant. Quiconque s'éloigne de
notre principe entre dans la mauvaise route et languira,
comme la plante dans un terrain aride, en attendant inévi-
tablement la tombe.

A toutes ces personnes, nous ne saurions trop le répé-
ter: le plus puissant, le plus actif, le meilleur marché des
dépuratifs, uniquement composé de plantes, donc sans

aucune drogue, est le *Dépuratif Végétal*. Prix de la boîte:
2 fr. 50; franco, 2 fr. 75.

En suivant l'instruction qui accompagne chaque boîte
d'herbes, on préparera soi-même, chaque matin, la quantité nécessaire pour la journée. Ainsi on a de la tisane
toujours fraîche et très agréable à boire.

En peu de jours, il guérit toutes les maladies de la peau
en faisant disparaître les vices du sang.

PHARMACIE DU JARDINIER

Voici quelques renseignements qui permettront à nos lecteurs de faire le choix des légumes qui conviennent le
mieux à leur tempérament:

L'*Ail* est un assaisonnement utile pour les personnes d'un
tempérament pituiteux; il ranime l'appétit, donne plus
d'activité aux estomacs engourdis.

L'*Artichaut* est fébrifuge, on se sert de la poudre de
feuilles d'artichaut pour guérir certaines fièvres intermittentes. Quelques personnes boivent dans le même cas, des
infusions de feuilles fraîches ou desséchées, à raison de
15 à 30 grammes par litre d'eau bouillante. D'autres font
bouillir la racine d'artichaut dans du vin blanc pour combattre l'hydropisie et la jaunisse.

L'*Asperge* jouit partout d'une grande réputation pour ses
propriétés apéritives, diurétiques et calmantes.

La soupe aux asperges soulage dans les affections de la
vessie et certains rhumes, les racines sont diurétiques; les
jeunes pousses ont une action calmante sur la circulation
du sang et particulièrement sur les mouvements du cœur.

La *Belle* ou *Poirée* sert, dans les fermes, à envelopper le
beurre. Ses larges feuilles sont émollientes et adoucissants;
elles entrent dans la confection du bouillon d'herbes. On en
fait aussi des boissons employées contre les inflammations
des intestins. Chacun sait que les feuilles s'emploient au
pansement des plaies.

La *Betterave à salade* est un aliment sain et rafraîchissant.
Cuite au four et mise en conserve dans le vinaigre avec
des oignons, on en fait des salades excellentes, avec la
mâche et le chou rouge.

La *Carotte* est un légume bienfaisant contre les maladies de foie. Râpée ou écrasée et appliquée sur les dartres elle apaise les douleurs et les fortes démangeaisons.

Le *Céleri* est une plante à salade, saine, agréable, apéritive et diurétique. Les graines sont excitantes et carminatives.

Le *Cerfeuil* est un excitant et diurétique. On l'associe à toutes sortes de mets et pour aromatiser le bouillon.

La *Chicorée* est tonique, laxative, fébrifuge et dépurative, et favorise la, sécrétion des urines.

Le *Chou* a eu autrefois une grande réputation hygiénique. Les Romains, dit-on, se sont passés de médecins pendant plsieurs siècles, mais alors ils consommaient beaucoup de choux. Le chou rouge a des propriétés pectorales. Pour les personnes robustes, les choux sont un aliment très sain, et à la campagne on en fait une très grande consommation. Ils passent pour être gras eux-mêmes, probablement parce qu'on les fait cuire habituellement avec du lard, du bœuf ou des volailles.

La *Courge* est un aliment sain, adoucissant, qui apaise la chaleur et l'irritation des viscères.

Le *Cresson* a des propriétés connues partout. C'est en effet une plante dépurative, diurétique et expectorante. Le cresson excite l'appétit et fortifie l'estomac. Toutefois, les personnes nerveuses doivent en user modérément.

L'*Echalote* a des propriétés analogues à celles de l'ail, mais elle a une saveur moins forte, ce qui la fait préférer par bien des personnes.

L'*Epinard* est sain, rafraîchissant et laxatif. Il convient aux personnes habituellement constipées, d'où vient qu'on l'a nommé le « bain de l'estomac ».

Le *Fraisier* est diurétique, apéritif et astringent par sa racine. Cette racine sert à faire des décoctions qui rendent des services dans les hémorragies. Les fraises conviennent aux tempéraments sanguins. On prétend que des personnes ont été guéries de la goutte en mangeant des fraises matin et soir.

Le *Haricot* est un légume sain et appétissant quand il est bien cuit et bien préparé. Les haricots verts sont aqueux et peu nourrissants; l'enveloppe du haricot, appelée parchemin, le rend plus ou moins indigeste et venteux pour certains estomacs délicats.

La *Laitue* est un aliment qui tempère la soif et procure le sommeil.

Les feuilles servent à faire des cataplasmes émollients et le suc de laitue est beaucoup usité en médecine.

La *Mâche* ou *Doucette* est adoucissante, pectorale, rafraîchissante et laxative.

Le *Melon*, mangé avec modération, est légèrement laxatif, doux, sucré, bon à l'estomac pendant les chaleurs.

Le *Navet* fournit un aliment sain et laxatif.

L'*Oignon* est excitant, diurétique et vermifuge.

L'*Oseille* est tempérante, diurétique, rafraîchissante et de facile digestion.

Le *Persil* est un condiment diurétique.

Le *Poireau* est le légume le plus employé dans la soupe. Il est diurétique, expectorant et émollient. On en fait cuire qu'on applique sur les abcès et panaris.

Le *Radis noir* d'hiver combat avantageusement la gravelle ou la maladie de la pierre.

A nos lecteurs d'essayer.

Pour plus de détails voir notre ouvrage complet

que nous expédions franco par la poste au prix de **1** *fr.* **75** *seulement à titre humanitaire, au lieu de* **3** *fr.* **50,** *son prix réel.*

Adresser lettres et mandats à MM. **Féron** et **Beauvillard,** *32, rue Crémieux, à* PARIS.

CINQUIÈME PARTIE

PRINCIPALES PLANTES

Employées en Médecine vétérinaire

En général, toutes les plantes dont nous avons déjà parlé pour les maladies des personnes servent également pour les mêmes maladies chez les animaux.

Nous dirons seulement un mot des plus importantes.

Voir pour plus de détails notre ouvrage complet.

Absinthe. — L'absinthe, dont nous avons avons parlé ailleurs, excite l'appétit, rend la digestion plus facile, accélère la circulation du sang; on l'emploie dans les maladies du canal digestif provenant de faiblesse, dans les diarrhées rebelles. La donner en infusion à raison d'une poignée pour deux litres d'eau dans la cachexie des moutons et pour favoriser la digestion chez tous les animaux.

Aunée. — L'aunée est excitante, tonique, diurétique et vermifuge, on l'emploie en décoction dans les indigestions provenant de la faiblesse des organes. On la donne comme vermifuge aux chevaux et moutons.

A l'extérieur, la décoction concentrée d'aunée est employée avec avantage contre la gale du chien et du mouton; elle fait disparaître presque immédiatement les démangeaisons.

Bardane, patience, chicorée, pissenlit, saponaire. — Ces plantes sont employées comme dépuratifs dans le traitement des maladies de la peau. On en fait des breuvages à la dose de 50 grammes de l'une d'elles pour deux litres d'eau.

Bourrache. — Le breuvage de bourrache est adoucissant. On le prépare en faisant infuser 50 grammes de bourrache dans deux litres d'eau.

Camomille romaine. — Comme stimulant et tonique on l'emploie pour augmenter les forces digestives dans les coliques venteuses et les affections nerveuses; c'est principalement pour les grands animaux qu'elle est utile.

Huile de camomille. — Fleurs sèches de camomille, 50 grammes, huile d'olive 400 grammes: laisser infuser huit jours et passer. Cette huile s'emploie en frictions dans tous les cas de rhumatisme, et principalement pour les chiens.

Coriandre, carvi. — Leurs semences sont souvent mélangées avec l'avoine des chevaux auxquels elles donnent beaucoup d'appétit.

Breuvage cordial pour bœufs. — Graines de carvi et d'anis en poudre 30 grammes; gingembre 15 grammes; mêlez dans un demi-litre de vin chaud.

Douce-amère. — Les infusions des tiges de douce-amère sont prescrites davantage dans le farcin, la gale et les dartres anciennes; on les donne aussi dans les dyssenteries accompagnées de douleurs intestinales.

Fenouil. — Les semences de fenouil, à la dose de 50 à 100 grammes, pour les grands animaux sont données avec grand avantage dans les coliques gazeuses, les digestions pénibles.

Gentiane. — La gentiane, étant stimulante et tonique, est un médicament très utile dans la médecine vétérinaire. On la prescrit comme *apéritif*, contre le mal de tête, les dérangements dans la nutrition, la pourriture des animaux ruminants.

La dose de 100 à 150 grammes pour deux litres d'eau pour les grands animaux et la moitié pour les petits.

La poudre de gentiane donne de l'appétit aux chevaux, moutons, etc., épuisés par le fourrage. On la mêle ordinairement avec les provendes.

Breuvage tonique. — Gentiane 50 grammes, petite centaurée 20 grammes, absinthe 20 grammes; faire infuser huit jours dans un litre d'eau et passer.

Puis, quand il est encore tiède, le donner à boire.

Gingembre. — C'est un stimulant très énergique. Il est employé dans les coliques et les tranchées, car il agit promptement sur la muqueuse. On l'emploie aussi dans les bronchites.

La poudre de gingembre s'emploie à la dose de 10 à 50 grammes selon la force de l'animal. Pour le cheval il en faut 50 grammes dans un litre d'eau ou un litre de vin. On le fait boire ou on le mélange avec une provende.

Dans les foires on voit souvent des chevaux, mulets, etc., dresser la queue, être alertes, pleins de vigueur, en un mot simuler une belle allure qu'ils n'ont pas. C'est l'effet du gingembre; pour obtenir ce résultat les maquignons coupent du gingembre en très petits morceaux et l'introduisent dans l'anus de la bête. Cette supercherie est donc facile à dévoiler.

Gratiole. — Nom vulgaire: « Herbe au pauvre homme ». Ses feuilles sont un purgatif énergique. Pour purger un cheval, il faut laisser dans un litre d'eau bouillante 100 à 150 grammes de gratiole dix à quinze minutes et le donner.

Laurier. — Les feuilles et les baies de laurier sont très utiles en médecine vétérinaire. Un exemple:

L'onguent de laurier. — Il se compose ainsi: feuilles fraîches de laurier, baies de laurier, le tout 500 grammes; graisse de porc, 1 kilo.

Bien presser les feuilles de laurier et les baies et les mettre sur un feu modéré jusqu'à ce que toute l'humidité soit dissipée.

Passer ensuite avec une forte pression, laisser refroidir un peu, puis couler dans un pot.

Mélisse. — La mélisse est tonique, cordiale, stomachique. Contre les contusions, les écorchures, les plaies récentes, les luxations et les foulures, on emploie l'*eau vulnéraire de mélisse*, pure ou coupée d'eau.

Voici la formule pour la préparer: feuilles de mélisse, d'hysope, de marjolaine, de menthe, d'origan, de sauge, d'absinthe, d'angélique: de chacune une poignée pour trois litres d'eau-de-vie de première qualité.

Laisser macérer quinze jours, passer et filtrer.

Menthe poivrée. — Avec la tisane de cette plante on lave, avec succès, les plaies de mauvaise nature. Pour un litre d'eau, 20 grammes de feuilles; laisser bouillir cinq minutes.

Mercuriale. — La mercuriale, vulgairement appelée Foirole, est émolliente et relâchante. Très utile pour les lavements purgatifs. Trois bonnes poignées de cette plante dans trois litres d'eau; laisser bouillir trois à quatre minutes, passer et ajouter environ 50 grammes de savon ou 150 grammes de sel quand il s'agit des grands animaux.

Ricin. — L'huile de ricin, connue de tous comme bon purgatif, est dépassée comme activité purgative par la pulpe des semences de ricin. La médecine vétérinaire en fait un grand usage.

Pour purger les porcs. — 1 à 10 grammes, selon leur force, dans un breuvage quelconque, à jeun.

Pour purger les grands animaux. — 5 à 20 grammes dans un breuvage, toujours à jeun.

Purgatif pour le cheval. — Prenez: semence de ricin, 20 graines environ; broyez-les, ajoutez un litre d'eau et délayez cinq minutes. Faire boire à jeun.

Purgatif pour le chien. — Cinq graines de semence de ricin. Broyez-les bien avec 30 grammes environ de beurre et donnez le tout au chien en une seule fois. On augmente ou l'on diminue la dose selon la taille du chien.

Rosier. — Quand un cheval est atteint d'une diarrhée persistante, on le guérit en lui faisant boire, matin et soir, trois litres, par fois, d'infusion de roses de Provins. Une poignée de feuilles par litre d'eau; laisser infuser dix minutes, passer et ajouter un peu de farine.

Sauge. — Pour tous les animaux qui ont mal à la bouche (aphtes épizootiques), on se sert de l'infusion de feuilles de sauge avec succès. Pour un litre d'eau, 60 grammes de feuilles; laisser infuser 10 minutes.

Tabac. — La décoction de tabac ne peut s'employer à l'intérieur que comme lavement contre les coliques.

A l'extérieur on l'emploie pour tuer les poux et les puces de tous les animaux.

On l'emploie aussi contre les dartres et la gale. Voici la formule de cette lotion:

Feuilles de tabac, 100 grammes, sel de cuisine 200 grammes, savon noir, 100 grammes, eau trois litres. On fait bouillir d'abord le tabac pendant cinq minutes, on passe bien et on mélange avec le sel et le savon.

Au moins deux fois par jour bien lotionner les parties atteintes par la gale ou les dartres.

SIXIÈME PARTIE

LE CHIEN

Le chien est l'animal le plus fidèle et le plus intelligent serviteur de l'homme. C'est un gai compagnon de notre enfance, un gardien sûr et vigilant à la maison, un aide indispensable à la chasse et à la garde des troupeaux. Le chien n'a qu'une pensée, c'est l'affection de son maître. Il est capable du dévouement le plus sublime. Aussi dévoué que fidèle, il est *un véritable ami de l'homme*. Par ses caresses, il console le malheureux abandonné. Il oublie l'instinct de sa conservation pour ne penser qu'à celle de celui qu'il aime. Ne vivant que de la vie de son maître, on le voit souvent suivre son cercueil en poussant des lamentations qui font frissonner, puis se traîner sur son tombeau, s'y coucher et y mourir de tristesse et de douleur.

Le chien est sujet à la *rage*, à la *gale* et aux maladies vermineuses plus que tous les autres animaux.

Un grand nombre de chiens périssent par une maladie particulière à laquelle ils sont sujets et que l'on désigne sous le nom de *maladie des chiens*.

A la demande d'un grand nombre de clients et amis et à la suite de patientes recherches, nous préparons les *Pilules canines d'Oxford* qui réussissent à merveille pour combattre la maladie des jeunes chiens. La boîte vaut 2 fr. 50. Franco par poste, 2 fr. 75.

LA VACHE

Le bœuf et la vache sont, sans contredit, les animaux les plus estimés et les plus utiles. Ils semblent méconnaître leur force pour se plier à la volonté de l'homme. Ils partagent avec lui les travaux pénibles de la campagne, ils défrichent nos terres, préparent nos moissons, transportent nos grains, etc.

Maladies principales de l'espèce bovine

Les veaux. — Quand un veau est malade, il faut de suite, le mettre à la diète. On le nourrit simplement avec la boisson suivante: eau tiède, un litre; farine, une petite poignée; miel, 40 à 50 grammes.

1. *La diarrhée.* — Après avoir suivi les conseils ci-dessus, on fait boire au malade, à jeun, un demi-verre de vin sucré et tiède. D'autres lui donnent une forte infusion de menthe poivrée, dans laquelle ils ont soin de faire dissoudre 20 grammes de magnésie. Enfin, il y en a qui se contentent de lui donner, le matin et le soir, un œuf cru.

2. *Indigestions.* — C'est avec du vin coupé d'eau que l'on guérit le mieux les indigestions des veaux quand il y a en même temps diarrhée. S'il y a constipation il faut, de plus, leur donner des lavements émollients, par exemple avec la tisane de lin, de mauve, de son, etc.

3. Voir *Poudre Lyonnaise* pour la diarrhée, page 120.

Vaches. — 1. *Indigestion.* — Quand une vache a une indigestion, elle regarde ses flancs, bâille, se roule, refuse de manger, a la bouche chaude, les yeux larmoyants. Une diète absolue s'impose. Lui faire avaler un litre de vin chaud dans lequel on aura fait bouillir des plantes aromatiques : du thym, du serpolet, de la verveine, de la sauge, etc., ou de la cannelle.

2. *Inflammation du pied.* — D'abord, avoir soin que la litière soit sèche et très propre. De plus, repos complet. Ensuite, bains de pieds à l'eau tiède avec du soufre. Puis envelopper le pied avec un cataplasme de son et de soufre.

3. *Coliques.* — C'est une maladie grave. Avoir recours au vétérinaire de suite. En attendant, lui donner des lavements de graines de lin ou de mauve. Bien frictionner le ventre et les reins avec des fers à repasser ou des briques chaudes. Dans les deux cas, avoir soin d'envelopper les fers ou les briques avec des linges. (Voir *Elixir Lyonnais*, page 120.)

4. *La météorisation.* — C'est le ballonnement occasionné par certains aliments verts ou crus : la luzerne, le trèfle, les pommes de terre, etc. Faire marcher l'animal à une bonne allure sans cependant le faire courir. Lui jeter sur les flancs, pendant vingt minutes, de l'eau froide, en lui tenant toujours la tête élevée. Lui faire avaler toutes les heures un litre d'eau froide assez fortement salée. On peut remplacer cela par une cuillerée à bouche d'eau de Javel dans un litre d'eau.

Si, au bout de deux ou trois heures, le mal ne cesse pas, faire venir le vétérinaire.

Un remède à signaler comme très actif, c'est l'*Elixir Météorifuge d'Alfort.* (Voir page 120.)

RECETTES VÉTÉRINAIRES

Cheval. — Boiterie, foulures, écarts, mollettes, suros, éparvins. Employer le *Feu Liquide Peyronnet*. Prix, 4 fr. Franco en gare, 4 fr. 75.

Cheval. — Engorgements synoviaux, tendineux, osseux, articulaires, molettes, suros, formes, callosités des genoux, éparvins. Employer l'*Onguent fondant du Derby*. Prix du pot, 3 fr. Franco par poste, 3 fr. 25.

Vaches. — *Poudre spéciale pour mettre les vaches en chasse.* La boîte, 2 fr. 50. Franco par poste, 2 fr. 75.

Mouton. — *Topique contre le Piétin Ferbeaux.* Le flacon par colis postal, 3 fr. 75.

Tous Animaux. — Météorisation, enflures, indigestions. Faire usage de l'*Elixir météorifuge* d'Alfort. Le flacon, 3 fr. Franco en gare, 3 fr. 75.

Tous Animaux. — Diarrhée, dysenterie, Hématurie, pissement de sang. Utiliser la *Poudre Lyonnaise* qui donne les meilleurs résultats. Prix de la boîte, 2 fr. 50. Franco par poste, 3 francs.

Engraissement de Tous Animaux. — Anémie, faiblesses, cachexies, engraissement rationnel et méthodique de tous les animaux. Employer le *Réparateur souverain*. La boîte, 3 fr. 50. Franco par poste, 4 francs.

Coliques des chevaux et gros ruminants. — Un remède fameux pour combattre les coliques est l'*Elixir Lyonnais*. Le flacon vaut 4 fr. Franco en gare, 4 fr. 75.

Gale. — La gale, les maladies de peau des animaux sont soignées avec succès par la *Mixture Ferbeaux*, dont le flacon se vend 2 fr. 50. Par postal en gare, 3 fr. 25.

Adresser lettres et commandes à **Féron et Beauvillard,** *21, rue de Lyon, et 32, rue Crémieux à Paris.*

SEPTIÈME PARTIE

RECETTES UTILES

Destruction des limaces. — Un lecteur m'écrit que son jardin est envahi par des limaces.

Elles ne sont pas très dangereuses, ces grosses limaces, parce qu'on les aperçoit facilement et qu'il est commode de les détruire. Néanmoins, il est un système pour ne pas être obligé de leur faire la chasse. Il suffit d'entourer les carrés potagers d'une bordure de sciure de bois; jamais les limaces, même les plus audacieuses, ne parviendront à franchir ce rempart cependant si mince.

Pour détruire les vers des champs et des jardins. — Arroser avec de l'eau fortement salée, ou mieux encore avec de la tisane de feuilles de noyer. Dans ce dernier cas, ils sortent tous sur la terre et crèvent; si l'on veut les conserver, il suffit de les mettre dans l'eau fraîche.

La chasse aux moustiques. — Prendre un morceau de camphre, de la grosseur d'une noix, et le faire évaporer en le plaçant sur une plaque de métal, au-dessus d'une lampe, mais en ayant soin qu'il ne brûle pas: les vapeurs remplissent la chambre et chassent les moustiques qui ne reviennent pas, même si la fenêtre est ouverte.

Contre les mouches. — Pour éloigner les mouches des animaux, il suffit de faire bouillir pendant cinq minutes une bonne poignée de feuilles de laurier dans un kilo de saindoux.

Vous frottez le corps du cheval, du mulet, etc., pas une mouche ne l'approchera de la journée. Vous pouvez également laver les chevaux avec une éponge enduite d'une infusion de marrube noir ou encore de morelle, d'absinthe, de chicorée sauvage ou mieux encore de feuilles de noyer.

Moyen de rendre leur fraîcheur aux bouquets fanés. — Quoi de plus beau que les fleurs dont la nature est si prodigue; mais aussi quel chagrin de les voir se faner aussi vite.

Si vous voulez conserver ces fleurs ou rendre à celles qui sont fanées leur état primitif, trempez le bas des tiges dans l'eau bouillante, et, quand la fraîcheur sera revenue, coupez les extrémités qui ont été dans l'eau chaude et replacez le bouquet dans un vase d'eau fraîche.

Procédé pour clarifier l'eau sans filtre. — Aux personnes qui ont quelques difficultés à se procurer une eau saine et pure, nous recommandons le procédé suivant: Mettre dix grammes d'alun (sulfate d'alumine) dans un seau d'eau; cette quantité suffit pour clarifier les eaux les plus malsaines; les impuretés se précipitent au fond du récipient et le liquide devient aussitôt cristallin.

Eau de Javel. — Dans 10 litres d'eau, faites dissoudre 2 kilos 500 de potasse, passez à travers un linge, ajoutez 725 grammes de manganèse d'Allemagne, 1 kilo de sel de cuisine. Cette eau de Javel perd de ses qualités avec le temps il faut en faire peu à la fois.

Préservation des grains contre les souris. — Il y a quelques années, un agriculteur des Hébrides, ayant souffert considérablement des dommages causés par les souris, mit au fond et au haut de chaque sac, vers le centre, trois ou quatres tiges de menthe sauvage en plaçant les feuilles par dessus. Il n'eut jamais, depuis, à essuyer de perte de grains. Il tenta la même expérience avec le fromage et d'autres aliments dont il avait une provision et qui étaient dévastés par les souris; il mit quelques feuilles vertes ou sèches sur les articles qu'il voulait conserver, et cela réussit admirablement. On peut remplacer la menthe, par la camomille sauvage.

Tranchée des chevaux. — 1 litre de thé ou de café; 1 litre de vin blanc; 1/4 de litre d'huile d'olive, 1/4 de kilo de sucre.

Bien mélanger le tout ensemble et donner à boire. Guérison en une demi-heure.

Les faux billets de banque. — *L'Horloger-Bijoutier Français* indique un moyen peu connu de s'assurer si un billet de banque est faux ou vrai; on promène, en appuyant légèrement une pièce d'argent quelconque sur le verso d'un billet dans la partie blanche. Si le billet est vrai, le trait fait par la pièce devient instantanément noir surtout si on mouille. Au contraire, sur un billet faux, la marque faite par le frottement de la pièce ne sera que luisant, comme si on avait frotté sur du papier blanc ordinaire.

Pour éteindre le pétrole. — Quand une lampe à pétrole vient à tomber et que le feu menace de prendre aux objets environnants, gardez-vous bien d'y jeter de l'eau pour l'éteindre, car vous obtiendrez le résultat contraire.

Mais jetez vite du lait sur le pétrole enflammé et immédiatement le feu cessera.

On obtient le même résultat avec de la cendre ou du sable.

Puces des chiens. — Pour débarrasser vos chiens des puces qui font élection de domicile dans leur poil, lavez de temps en temps avec de l'eau contenant un centième environ d'acide phénique, un dixième d'alcool; ce moyen est souverain.

De plus, vous éviterez ainsi à vos chiens les maladies de peau, fréquentes chez ces animaux.

· Destruction des rats. — On étend sur une assiette du plâtre en poudre très fine, que l'on saupoudre de farine de façon à le recouvrir d'une légère couche. A peu de distance, on place une seconde assiette contenant de l'eau. Les rats et souris, attirés par la farine, absorbent en même temps un peu de plâtre, et s'ils boivent, ce qui est fort probable le plâtre se gonflera et les étouffera. Nous pouvons offrir à nos clients un produit excellent pour la destruction des rats et souris. Il se nomme: *Mort aux rongeurs*. Prix: 2 fr. 25 franco.)

Pour parfumer le papier à lettre et les enveloppes. — Imbiber plusieurs feuilles de papier buvard, du parfum préféré, laisser sécher et les placer ensuite entre les cahiers de papier et les enveloppes.

Pour détruire les moustiques. — Il n'y a qu'à verser tous les quinze jours un peu de pétrole dans les mares, les étangs, les citernes, en un mot dans toutes les eaux stagnantes où leurs larves peuvent se développer.

Pour nettoyer les cartes à jouer. — Prenez du pétrole et des jaunes d'œufs en parties égales (autant de l'un que de l'autre), battez bien le tout ensemble, puis lavez avec cela les cartes à l'aide d'un morceau de flanelle et puis faites-les sécher de suite.

Un moyen de conserver la fraîcheur aux fleurs coupées. — Mettre la tige de vos fleurs fraîchement coupées dans un

vase où vous aurez eu soin de verser cinq grammes de sel
ammoniac par litre d'eau et vous les conserverez au moins
quinze jours dans leur première fraîcheur.

Pour conserver l'éclat des armes. — On frotte les armes
avec de la moelle de cerf, ou bien on détrempe de l'alun
de roche dans du vinaigre (le plus fort possible), on passe
partout avec un chiffon de laine et on les essuie légèrement.

Fruits et pommes de terre gelés. — Pour utiliser les
fruits gelés, il suffit de les faire tremper dans l'eau chaude,
comme on le fait communément. Pour mieux réussir, mélanger un peu de sel dans l'eau.

Le même procédé est recommandé pour les pommes de
terre par M. Marcel Dupont, professeur départemental de
l'Aube, moyennent qu'on les fasse sécher après qu'elles
auront été dégelées.

M. Dupont immerge les pommes de terre gelées à plusieurs reprises pendant une heure environ, puis les fait
sécher. Bien mieux, il a analysé comparativement deux
lots de pommes de terre, les unes saines, les autres gelées,
comme il vient d'être dit, et il a trouvé que celles-ci
étaient, à poids égal, les plus riches et les plus nourrissantes.

Cette expérience peut s'étendre à d'autres légumineuses,
choux, carottes, etc.

Toile imperméable. — Étendre la toile et l'enduire d'huile
de lin, avec un pinceau, sur les deux faces, laisser sécher à
l'ombre pendant huit jours; remettre une seconde couche
et laisser sécher quinze jours.

La dépense est d'environ 10 centimes le mètre carré, la
toile est imperméable, très souple, et dure de huit à dix
ans.

Epouvantail. — Un épouvantail très efficace pour préserver la vigne et les arbres à fruits en espalier consiste en
deux petits morceaux de miroir à deux faces que l'on sus-
pend à deux petits morceaux de bois flexible pliés en demi-
cercle. Le reflet de ces glaces agitées par le vent éloigne les
oiseaux.

Le prix modique de cet engin le rend très précieux.

Désinfectant. — Voici un moyen de désinfection original
et peu coûteux et qui, depuis des années, est employé avec
succès.

Ce système de désinfection a pour base l'essence de térébenthine du commerce, un produit qu'il est facile de se procurer chez tous les épiciers.

Une seule goutte jetée dans les fosses d'aisances de temps en temps suffit pour faire disparaître toute mauvaise odeur.

Il en est de même pour le nettoyage des éviers et des ruisseaux, quelques gouttes dans un seau d'eau, un lavage, et l'assainissement est obtenu.

Boisson pour malades. — Tout le monde connaît la préparation de la limonade, de l'orangeade et des grogs; mais pour les pauvres malades altérés par la fièvre, il faut varier ces boissons le plus possible, afin de mieux étancher leur soif.

Voici un breuvage moins connu, plus facile pourtant à se procurer et qu'ils boivent avec le plus grand plaisir:

Prendre deux ou trois pommes, les couper en morceaux sans les peler et les faire bouillir pendant un quart d'heure environ dans un litre d'eau; passer dans une passoire, laisser la température de cette boisson s'abaisser à celle de la chambre du malade et la lui donner sans la sucrer.

TARIF DE NOS PLANTES

Le prix indiqué ci-dessous est le prix de la boîte de plantes (nous n'en livrons pas à moins) prise dans notre Herboristerie.

Pour les recevoir franco par la poste, ajouter 0 fr. 20 pour chaque boîte; pour les colis postaux de 3 kilogs, ajouter 0 fr. 60.

Adresser lettres et commandes à MM. FERON ET BEAUVILLARD, 21, rue de Lyon, Paris.

Sur l'étiquette de chaque boîte, nous indiquons le mode d'emploi et de préparation.

A

ABSINTHE mondée........... 0.40
AIGREMOINE, feuilles mondées. 0.70
ANGÉLIQUE, racines........... 0.60
ANIS vert................... 0.60
ANIS ÉTOILÉ (badiane)....... 1 »

ARMOISE, feuilles mondées.. 0.50
ARNICA, fleurs.............. 0.70
ASPERGES, racines........... 0.60

B

BARDANE, racines 0.60
BAIES DE GENIÈVRE.......... 0.30

BOUILLON BLANC, feuilles 0.60
BOURGEONS DE SAPIN........ 0.60
BOURRACHE, fleurs 1.10
BOURSE A PASTEUR 0.70

C

CAMOMILLE .... 1 »
CENTAURÉE 0.75
CHÊNE, écorce coupée...... 0.40
CHIENDENT................... 0.28
COQUELICOT 1.10

D

DOUCE-AMÈRE............... 0.30

E

ERYSIMUM................... 0.30
EUCALYPTUS................. 0.40
ESPÈCES ANTILAITEUSES 0.90

F

FENOUIL 0.75
FOLLICULES DE SÉNÉ........ 0.80
FRÊNE, feuilles............. 0.50
FUMETERRE 0.50

G

GENTIANE en poudre........ 0.70
GENTIANE coupée........... 0.25
GRENADIER, écorce de racine. 0.80
GROSEILLER NOIR (CASSIS),
  feuilles................. 0.70
GUIMAUVE, racine coupée.... 0.60
GUIMAUVE, fleurs........... 1.10

H

HOUBLON extra.............. 0.60
HYSOPE mondée 0.60

L

LAVANDE, fleurs mondées ... 0.10
LICHEN d'Islande........... 0.50
LIERRE TERRESTRE.......... 0.60

M

MARRUBE BLANC 0.80
MAUVE, feuilles... .... 0.50
MAUVE, fleurs.. .... 1.10
MÉLILOT 0.70
MÉLISSE................... 0.75
MENTHE POIVRÉE............ 0.75

MILLEPERTUIS............... 0.80
MILLE-FEUILLES............. 0.80

N

NOYER, feuilles............. 0.80

O

ORANGER, fleurs............ 1.50
ORANGER, feuilles 0.50
ORANGER, écorces amères... 0.40
ORTIES blanches .... 2 »

P

PARIÉTAIRE................. 0.60
PATIENCE, racines.......... 0.50
PENSÉE SAUVAGE, sommités
  fleuries 0.70
PENSÉE SAUVAGE, fleurs 1.15
PLANTAIN 0.50
PULMONAIRE 0.40

Q

QUATRE-FLEURS............. 0.90
QUEUES DE CERISES......... 0.50

R

REINE DES PRÉS 0.60
RHUBARBE, poudre extra..... 1.25
RONCES, feuilles 0.40
ROSES DE PROVINS.......... 2 »

S

SALSEPAREILLE fendue et cou-
  pée 0.70
SAPIN, bourgeons 0.60
SAPONAIRE................. 0.40
SAUGE 0.70
SEMEN-CONTRA en poudre... 0.70
SERPOLET................... 0.70
SUREAU, fleurs............. 1 »

T

TANAISIE.. .... 0.80
TILLEUIL, fleurs extra....... 0.80
THYM mondé 0.40

V

VALÉRIANE, racines......... 0.40
VIGNE ROUGE 0.70
VIOLETTE 1.10
VULNÉRAIRE, espèces 0.25
VERVEINE, citronnelle....... 1 »

TABLE DES MATIÈRES

www.ingramcontent.com/pod-product-compliance
Lightning Source LLC
Chambersburg PA
CBHW062032200326
41519CB00017B/5007